Hefte zur Unfallheilkunde
Beihefte zur Zeitschrift „Unfallheilkunde/
Traumatology"

Herausgegeben von J. Rehn und L. Schweiberer

145

Günter Lob

Chronische posttraumatische Osteomyelitis

Tierexperimentelle und klinische Untersuchungen zu einer oralen antibakteriellen Vaccination

Mit 19 Abbildungen

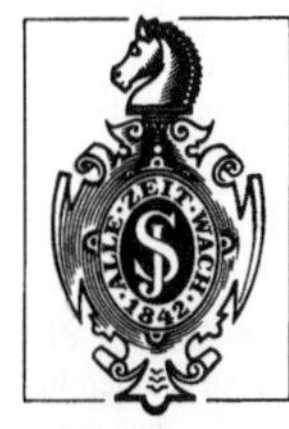

Springer-Verlag
Berlin Heidelberg New York 1980

Reihenherausgeber

Prof. Dr Jörg Rehn
Chirurgische Klinik und Poliklinik der Berufsgenossenschaftlichen Krankenanstalten „Bergmannsheil", Universitätsklinik, Hunscheidtstraße 1, D-4630 Bochum

Prof. Dr. Leonhard Schweiberer
Direktor der Abteilung für Unfallchirurgie der Chirurgischen Universitätsklinik, D-6650 Homburg/Saar

Autor
Priv.-Doz. Dr. Günter Lob
Abteilung für Unfallchirurgie, Plastische- und Wiederherstellungschirurgie der Universität Ulm, Steinhövelstraße 9, D-7900 Ulm/ Donau

ISBN-13:978-3-540-09946-8   e-ISBN-13:978-3-642-81443-3
DOI: 10.1007/978-3-642-81443-3

CIP-Kurztitelaufnahme der Deutschen Bibliothek. Lob, Günter: Chronische posttraumatische Osteomyelitis: tierexperimentelle u. klin. Unters. zu e. oralen antibakteriellen Vaccination / G. Lob. – Berlin, Heidelberg, New York: Springer, 1980.
(Hefte zur Unfallheilkunde; H. 145)
ISBN-13:978-3-540-09946-8

2124/3140-543210

Vorwort

Die vorliegende Arbeit wurde an der Chirurgischen Klinik der Universität München (Direktor: Professor Dr. med. G. Heberer) durchgeführt. Meinem ehemaligen Chef, Herrn Professor Dr. med. G. Heberer danke ich für die Möglichkeit, das Thema experimentell und klinisch bearbeiten zu können.

Ein Teil der Patienten wurde an der Berufsgenossenschaftlichen Unfallklinik Murnau untersucht und behandelt, hierfür bin ich Herrn Professor Dr.med. J. Probst zu Dank verpflichtet.

Die Autovaccine wurde von der Bayerischen Landesimpfanstalt hergestellt und geprüft. Die Tierversuche konnten nur durch die großzügige Unterstützung der Bayerischen Landesimpfanstalt durchgeführt werden. Mein besonderer Dank gilt daher Herrn Professor Dr.med. H. Stickl und seinen Mitarbeitern Fräulein Dr.med. D. van Thiel und Herrn Dr.med. A. Holzner.

In allen immunologischen und experimentellen Fragen fand ich stets Hilfe im Institut für Chirurgische Forschung. Herrn Professor Dr.med. Dr.h.c. W. Brendel sei hierfür herzlich gedankt.

Herr Professor Dr. med. J. Seifert hat mich immer mit Rat und Tat unterstützt, ich bin ihm sehr dankbar.

Der Hauptverband der gewerblichen Berufsgenossenschaften hat diese Arbeit finanziell gefördert, wofür ich mich an dieser Stelle bedanke.

Günter Lob

Inhaltsverzeichnis

1 Einleitung und Fragestellung

Die posttraumatische Osteomyelitis ist auch heute noch die gefürchtetste Komplikation der Knochenbruchbehandlung. Sie tritt nicht nur nach offenen Frakturen auf, sondern auch nach operativer Versorgung geschlossener Knochenbrüche.

Unter 213 von Burri [62] behandelten Patienten fanden sich 123, deren Osteomyelitis nach einer offenen Fraktur aufgetreten war, und 90 Patienten mit einer postoperativen Osteomyelitis.

Mit einer realen Rate von 3,5–7% posttraumatischer Osteomyelitiden muß nach Probst [251] gerechnet werden. Dieser Prozentsatz bezieht sich auf 12 000 erstmalig entschädigte Gliedmaßenverletzungen eines Jahrgangs im Bereich der Gewerblichen Berufsgenossenschaften und auf 420 Patienten mit posttraumatischer Osteomyelitis, die im gleichen Jahr allein an den 8 Berufsgenossenschaftlichen Unfallkliniken aufgenommen wurden.

Von Allgöwer (s. Burri [62]) wird das Auftreten einer posttraumatischen Osteomyelitis als „Infektionskatastrophe” bezeichnet. Mit dem Begriff „Katastrophe” ist dabei weniger die akute posttraumatische Osteomyelitis gemeint, als vielmehr deren jederzeit möglicher Übergang in eine chronisch rezidivierende Form. Die Zahlenangaben zum Übergang der akuten in die chronische Form schwanken zwischen 10% (Probst [251]) und 30% (Bedacht [35]). Axhausen [21] gibt 10–20% an; Mittelmaier [225] zählt zu den Komplikationen und Mißerfolgen bei der Behandlung von 182 posttraumatischen Osteomyelitiden 20,1% anhaltende Fisteleiterungen.

Eine zeitliche Abgrenzung der akuten von der chronischen Osteomyelitis ist schwierig. Die Dauer des Heilverlaufes hängt nicht nur ab von der Lokalisation der Knocheninfektion, z.B. Tibia oder Os ilium, sondern auch von der Keimart, dem Alter des Patienten und seinen Begleiterkrankungen.

Um andererseits das Krankheitsgeschehen nicht zu „verniedlichen” [267] und damit die entscheidende Behandlung zu verzögern ist eine klare Definition notwendig. Im Rahmen dieser Arbeit soll daher gelten: Kommt eine akute Osteomyelitis nicht innerhalb von 4 Wochen nach Krankheitsbeginn zur Abheilung, so besteht eine chronische Osteomyelitis.

Die chronische posttraumatische Osteomyelitis kann jederzeit, auch noch nach Jahren und Jahrzehnten, erneut aktiv werden [61, 62, 104, 142, 163, 171, 186, 191, 192, 198, 202, 204, 225, 247, 249, 251, 252, 273, 296, 318, 329]. Breck [53] berichtet über einen Patienten, bei dem nach einem rezidivfreien Intervall von 50 Jahren die Osteomyelitis an der alten Stelle erneut auftrat. Gallie [112] beschreibt ein Osteomyelitisrezidiv nach 80 Jahren der Beschwerdefreiheit: „So müssen wir uns fragen, ob die jetzt nachgewiesenen Staphylokokken dieselben sind, die die Ersterkrankung verursacht hatten oder ob wir nun deren Söhne oder Enkel vor uns haben”.[1]

Bereits 1925 umgeht daher Kaufmann [164] im „Handbuch der Unfallmedizin” das Wort „Heilung” bei chronischer Osteomyelitis durch den terminus technicus „ruhende Infektion”. Der Vorschlag Bischofsbergers [42], nach einem beschwerdefreien Intervall von 10 Jahren, ähnlich der Beurteilung bei malignen Tumoren, bzw. der Vorschlag Jentschuras

---

1 "One cannot help wondering, however, whether the staphylococci we discovered were the same that caused the original trouble or whether they were their sons or grandsons"

[158], nach 5 rezidivfreien Jahren von Heilung zu sprechen, konnte sich nicht durchsetzen. Auch heute noch sollte der Begriff „Heilung" bei diesem Krankheitsbild nicht angewandt werden [62].

Es ist daher berechtigt und notwendig, unsere heutigen Behandlungsverfahren kritisch zu überdenken und nach neuen Therapiemöglichkeiten zu suchen.

Einige Behandlungsprinzipien der chronischen posttraumatischen Osteomyelitis sind durch klinische Ergebnisse und experimentelle Beweise klar belegt. So wurde die radikale chirurgische Entfernung von Weichteil- und Knochennekrosen bereits von Lexer [191, 192] auf Grund genauer Beobachtungen gefordert. Friedrich und Romen [109] konnten die Notwendigkeit einer sicheren Stabilisierung infizierter Knochenabschnitte nachweisen. Die osteogenetische Potenz autologer Spongiosa im Infekt wurde durch Arbeiten von Burri et al. [61] und Schweiberer [288] belegt.

Die Anwendung der Spül-Saugdrainage, sei es geschlossen oder offen [1, 61, 70, 294, 325, 326] wird erneut diskutiert seit Klemm [168] über gute Ergebnisse nach der Einlage von Refobacin-Palacos-Ketten in Osteomyelitis-Höhlen berichtet. Die Ketten werden nach 2–6 Wochen gezogen; sie sollen eine Keimverminderung bewirken.

Die systemische Anwendung antimikrobieller Substanzen (Antibiotica – Chemotherapeutica) hat bei der Behandlung der chronischen posttraumatischen Osteomyelitis an Bedeutung verloren [136, 140, 141]. Die Langzeitgabe von Antibiotica brachte auch in verschiedensten Kombinationen keinen entsprechenden Erfolg [289]. Popkirov [250] beschreibt sogar eine „Antibioticaosteomyelitis: Darunter sind die Formen aufzufassen, die trotz Antibioticagabe nicht heilen, sondern in eine chronische Osteomyelitis übergehen".

In fast allen klinischen Arbeiten über die Osteomyelitisbehandlung wird auf die besondere Bedeutung der körpereigenen Infektabwehr hingewiesen [121, 137, 138, 186, 191, 192, 204, 329]. Eine klare Definition dieses Begriffes für das Organ Knochen steht jedoch aus. So ist es auch verständlich, daß trotz zahlreicher pathophysiologischer Einzeldaten kein entsprechendes Therapiekonzept entwickelt werden konnte.

Unter der Vielzahl der Behandlungsvorschläge fallen die immer wiederkehrenden Berichte über gute klinische Ergebnisse mit passiver oder aktiver Immunisierung auf. Bereits 1894 wird von Viquerat [316] über Erfolge bei der Anwendung von Rekonvaleszentenserum berichtet. Verschiedene französische Autoren weisen 1921 auf gute Erfolge mit Autovaccineinjektionen bei Osteomyelitis hin [83, 110]. Neben der Antitoxinbehandlung [105, 161, 230, 254, 265, 302] wurden weitere aktive und passive Vaccineverfahren entwickelt [99, 113, 282, 283, 305].

Zusammenfassende Berichte über die Vaccinetherapie bei chronischer Osteomyelitis stammen von Schick (1941) über 30 behandelte Patienten und von Scheibner (1950) über 300 behandelte Patienten. Die guten Ergebnisse dieser Behandlung werden allgemein hervorgehoben: die Fisteleiterungen ließen nach, Sequester wurden nicht mehr neu gebildet, so daß es schließlich zur knöchernen Konsolidierung kam. Von allen Autoren wird jedoch auf die erheblichen Nebenwirkungen der parenteralen Vaccineinjektionen hingewiesen. So traten unter anderem heftige Fieber- und Kreislaufreaktionen, Muskelnekrosen und Abszeßbildungen auf.

Da die parenterale Vaccination gute klinische Ergebnisse zeigte, stellte sich die Frage nach einer anderen Applikationsform, um deren Nebenwirkungen zu umgehen.

Über eine orale und nasale Zufuhr bakterieller Antigene konnte in verschiedenen experimentellen Modellen eine sichere Immunisierung erreicht werden [37, 38, 48, 134, 147, 255–262, 320].

Die klinische Wirksamkeit enteral verabreichter antibakterieller Vaccinen gegen z.B. Typhus, Paratyphus, Shigellosen u.a. wird durch zahlreiche ermutigende Untersuchungen belegt [134, 255–262, 300]. Übereinstimmend berichten alle Autoren, daß die enteral applizierten Vaccinen sehr gut vertragen würden und daß insbesondere keine allergischen Reaktionen beobachtet würden.

Das Ziel dieser Arbeit war es daher folgende Fragen zu untersuchen:

1. Ist es möglich, im Tierversuch durch eine orale Vaccination mit verschiedenen Keimpräparationen von Pseudomonas aeruginosa einen Impfschutz gegen eine intraperitoneale Pseudomonasinfektion aufzubauen?
2. Lassen sich nach einer oralen Vaccination beim Tier auch Veränderungen immunologischer Parameter nachweisen?
3. Welche klinischen und immunologischen Veränderungen zeigen Patienten mit chronischer posttraumatischer Osteomyelitis und lassen sich diese durch eine orale Autovaccinetherapie beeinflussen?
4. Kann in einer kontrollierten Studie zwischen einer Gruppe von Patienten, die eine orale Autovaccinebehandlung erhielten, und einer Gruppe von Patienten, die Placebo erhielten, ein deutlicher klinischer Vorteil der Autovaccinetherapie nachgewiesen werden?
5. Sind diese Therapieerfolge nur kurzfristig oder über mehrere Jahre haltbar?
6. Welche Nebenwirkungen treten unter oraler Autovaccinetherapie beim Menschen auf?

Voraussetzung für die Anwendung und den Erfolg immunologischer Behandlungsmethoden bei Patienten mit chronischer posttraumatischer Osteomyelitis ist die vorhergehende exakte chirurgische Therapie. Diese chirurgischen Behandlungsprinzipien seien kurz zusammengefaßt: Die Durchblutung des befallenen Knochenabschnittes muß verbessert werden, Nekrosen des Weichteilmantels müssen abgetragen und Sequester sorgfältig entfernt werden. Eine Instabilität muß sicher durch innere oder äußere Osteosynthese beseitigt werden [32, 56, 61, 62, 66, 87, 90, 109, 111, 142, 191, 192, 202, 204, 211, 247, 250, 251, 273, 272, 289, 290, 291, 292, 297, 320, 324, 326, 329].

In diese Studie wurden nur Patienten aufgenommen, die eine unter chirurgischer Behandlung weitgehend therapieresistente Osteomyelitis zeigten, was aus der durchschnittlichen Krankheitsdauer von 4,1 Jahren ablesbar ist.

Vor der therapeutischen Anwendung der Autovaccine beim Menschen wurden Tieren verschiedene bakterielle Antigene verabreicht und die Impfreaktion geprüft. Der Impfschutz wurde an der Überlebensrate der Tiere nach standardisierter intraperitonealer Injektion gemessen. Eine experimentelle Osteomyelitis wurde nicht erzeugt, da es bisher nicht gelungen ist, ein der chronischen Form der menschlichen Osteomyelitis vergleichbares Tiermodell zu entwickeln [237–240].

2 Material und Methode

2.1 Orale Vaccination im Tierversuch

2.1.1 Keimgewinnung

Aus der Fistel eines Patienten mit chronischer posttraumatischer Osteomyelitis wurden
Abstriche entnommen. Die Keime wurden vom Watteträger sofort auf Blutagarplatten
(Glocoseagar, Fa. Merck, Darmstadt + defibriniertes Schafsblut) und in Dextrosebouillon
(Bacto-Dextrose-broth, Fa. Difco, Hamburg) überimpft und 24 Std bei 37° Celsius be-
brütet. Durch zweimaliges Fraktionieren der Einzelkolonien und mikroskopische Kontrolle
der Grampräparate wurde eine Reinkultur von Pseudomonas aeruginosa erhalten.

Durch Anzüchten in Thioglycollate-Bouillon (Bacto-Thioglycollate-broth, Fa. Difco,
Hamburg) konnte fakultativ anaerobes Wachstum nachgewiesen werden.

Zur Lagerung des Originalkeimes wurde dieser auf Eiernährböden 20 Std bei 37° Celsius angezüchtet, das Gefäß anschließend mit Parafilm versiegelt und bei 4° Celsius aufbewahrt.

2.1.2 Typisierung

Die Typisierung dieses Pseudomonas aeruginosa-Stammes nach der Methode von Bauernfeind, Petermüller und Burrows [32] ergab einen Pyocintyp 1 d. Die Serotypisierung
erfolgte nach Verder und Evans [312] und ergab einen Serotyp 2.

Die Phagentypisierung ist für epidemiologische Untersuchungen von Pseudomonas-
Infektionen von Interesse. Sie wurde nicht durchgeführt, da eine zusätzliche Information
für die vorliegende Fragestellung nicht zu erwarten war [29, 97, 117, 196, 333].

2.1.3 Impfstoffherstellung

Um die benötigten Impfstoffmengen zu erhalten, wurde der Keim vom Eiernährboden
auf 10 ml Dextrosebouillon überimpft und erneut angezüchtet (20 Std bei 37° Celsius).
Aus der so erhaltenen Keimsuspension, 1 ml à 10^8 Keime, wurde dann zur weiteren Vermehrung je 1 ml in 1 000 ml Dextrosebouillon eingebracht. Nach 24 Std Bebrütung wurden
10^{11} lebende Pseudomonas aeruginosa-Keime pro 1 l Bouillon gezählt. Vier verschiedene Flüssigkeitspräparationen wurden aus dem lebenden Pseudomonas aeruginosa-Stamm
hergestellt.

Vaccine A: *Lebendkeime im Anzuchtmedium* (Dextrosebouillon). Die Keimsuspension
wurde während 20 Std bei 37° Celsius bebrütet und bei 0–2^O Celsius gelagert [127].
Dieser Impfstoff wurde zweimal wöchentlich frisch hergestellt. Die Zahl der lebenden
Keime konnte so über 3–4 Tage konstant gehalten werden.

Vaccine B: *Lebende Keime 2mal in NaCl-Lösung (0,9%) gewaschen.* Die Keimsuspension wurde während 20 Std bei 37⁰ Celsius bebrütet. Nach Abkühlen auf 1⁰ Celsius wurden die Keime 30 min bei 3000 UpM $\hat{=}$ 1500 g abzentrifugiert. Die Abkühlung erfolgte, um die Stoffwechselaktivität der Bakterien herabzusetzen und so eine aktive Wanderung vom Sediment in den Überstand zu verhindern. Das Sediment aus 1 l Keimsuspension wurde 2mal in 50 ml NaCl-Lösung (0,9%) gewaschen. Die Endsuspension wurde nach einer Keimzählung (viable count) auf 10^{10} Keime pro Milliliter eingestellt. Diese konzentrierte Stammlösung wurde bei 4⁰ Celsius gelagert. Die täglich benötigte Keimmenge wurde nach Durchmischen mittels eines Magnetrührers entnommen und auf die entsprechende Keimzahl eingestellt.

Vaccine C: *Hitzeinaktivierte Keime 2mal in NaCl-Lösung (0,9%) gewaschen.* Die Keimsuspension wurde während 20 Std bei 37⁰ Celsius bebrütet. Von der konzentrierten Stammlösung wurde 100 ml über 90 min bei 64⁰ Celsius im Wasserbad inaktiviert. Die anschließende Sterilitätsprüfung erfolgte durch Überimpfen auf Dextrosebouillon, Blutagarplatten und Thioglycollatebouillon mit einer Beobachtungszeit von 48 Std. Diese hitzeinaktivierte konzentrierte Stammlösung wurde ebenfalls bei 4⁰ Celsius gelagert. Die Herstellung der täglich benötigten Vaccinesuspension erfolgte wie bei Vaccine B.

Vaccine D: *Nährbouillon (Dextrosebouillon) mit Stoffwechsel- und Lyseprodukten der Keime.* Die Keimsuspension wurde während 24 Std bei 37⁰ Celsius und weiteren 24 Std bei Zimmertemperatur angezüchtet. Nach 24 bzw. 48 Std wurde die Lösung je 60 min mittels eines Magnetrührers durchmischt. Die Keime dieser Stammlösung wurden dann über 90 min bei 64⁰ Celsius hitzeinaktiviert. Die corpusculären Elemente wurden durch Zentrifugieren 30 min bei 3000 UpM $\hat{=}$ 1500 g entfernt. Der Überstand wurde abgesaugt, die Sterilität der so erhaltenen Lösung wie bei Vaccine C geprüft und die Lösung anschließend bei 4⁰ Celsius gelagert. Diese Vaccine D dürfte als Antigen wirksame Stoffwechselprodukte und lösliche Bestandteile der Bakterien enthalten haben, jedoch keine größeren corpusculären Elemente. Auf eine weitere Charakterisierung dieser Stoffe wurde verzichtet.

2.1.4 Keimzählung

Vor der Verabreichung wurden die Impfstofflösungen auf eine bestimmte Keimzahl eingestellt. Es wurden die lebenden, vermehrungsfähigen Keime (viable count) erfaßt. Die quantitative Keimanalyse erfolgte in Verdünnungsreihen mit Koloniebildung [157].

In absteigender Verdünnung wurde jeweils 1 ml Keimsuspension auf Nähragarplatten angestrichen und bebrütet. Aus den auf den Nähragarplatten gewachsenen Kolonien wurde anschließend die Gesamtkeimzahl berechnet. Beispiel: 65 Kolonien wurden auf einer Platte gezählt, die mit 1 ml der Verdünnung 10^{-7} beimpft worden war. Die Gesamtbakterienzahl betrug dann $6{,}5 \times 10^{8}$ lebende Keime.

2.1.5 Versuchstiere

Es wurden weibliche Pirbright-Meerschweinchen (Fa. Bäumler, Wolfratshausen) mit einem Durchschnittsgewicht von 350 ± 50 g in den Versuch genommen. Pro Gruppe wurden 30

6

Tiere auf zwei Käfige mit je 15 Tieren verteilt. Diese Aufteilung erfolgte nach Zufallskriterien.

Während einer zweiwöchigen Beobachtungszeit vor Versuchsbeginn wurden kranke und auffallende Tiere ausgemustert.

Als Futter erhielten die Tiere Altromin Haltungsdiät (Fa. Altromin/Lage) und Leitungswasser ad libitum.

2.1.6 Versuchsgruppen

Es wurden 7 Versuchsgruppen (I–VII) gebildet:

Gruppe I: orale Gabe von Vaccine A: Lebendkeime im Anzuchtmedium (Dextrosebouillon).

5 Tage je 1 x 10^9 lebende Keime + Bouillon, 2 Tage Pause, nochmals 5 Tage je 1 x 10^9 lebende Keime + Bouillon, zusammen oral 10 x 10^9 lebende Keime + Bouillon innerhalb von 12 Tagen.

Gruppe II: orale Gabe von Vaccine B: Lebendkeime 2 x in NaCl-Lösung (0,9%) gewaschen.

5 Tage je 1 x 10^9 lebende Keime gewaschen, 2 Tage Pause, nochmals 5 Tage je 1 x 10^9 lebende Keime gewaschen, zusammen oral 10 x 10^9 lebende Keime innerhalb von 12 Tagen.

Gruppe III: orale Gabe von Vaccine C: hitzeinaktivierte Keime 2 x in NaCl-Lösung (0,9%) gewaschen.

5 Tage je 1 x 10^9 inaktivierte gewaschene Keime, 2 Tage Pause, nochmals 5 Tage je 1 x 10^9 inaktivierte gewaschene Keime, zusammen oral 10 x 10^9 inaktivierte gewaschene Keime innerhalb von 12 Tagen.

Gruppe IV: orale Gabe von Vaccine D: Stoffwechselprodukte und lösliche Bestandteile der Bakterien.

5 Tage je 2,5 ml Vaccine D, 2 Tage Pause, nochmals 5 Tage je 2,5 ml Vaccine D, zusammen oral 25 ml Vaccine D innerhalb von 12 Tagen.

Gruppe V: orale Gabe von Vaccine B: Lebendkeime 2 x in NaCl-Lösung (0,9%) gewaschen. Die Tiere dieser Gruppe erhielten oral 1 x 10^9 lebende Keime der Vaccine B.

Fragestellung: Erfolgt bei oraler Vaccination mit Lebendkeimen eine Vermehrung der Keime im Darm und ist daher ein ähnliches Ergebnis zu erreichen wie bei 10maliger oraler Gabe von Lebendkeimen?

Gruppe VI: Kontrollgruppe: Die Tiere dieser Gruppe erhielten *subcutan* an den Tagen 0 und 7 je 1 x 10^9 inaktivierte Keime appliziert.

Gruppe VII: Kontrollgruppe, ohne Behandlung, ohne Vaccination.

2.1.7 Impfstoffgabe

Die Tiere, die oral vacciniert wurden, erhielten den Impfstoff nüchtern, also nach 15 Std Nahrungskarenz. Das Futter wurde morgens 1/2 Std nach der oralen Gabe der Vaccine freigegeben und um 17^{00} wieder entzogen. Eine Stunde vor der oralen Vaccination wurden die Wasserbehälter entzogen.

In Äthernarkose wurde den Tieren eine Gummisonde Nr. 6 (Fa. Rüsch) in den Magen eingeführt. Die entsprechende Menge des Impfstoffes (1 ml bzw. 2,5 ml) wurde aus einer 5 ml Record Einmalspritze über den Magenschlauch verabreicht. Nach der Gabe des Impfstoffes wurden über den noch liegenden Magenschlauch 10 ml Leitungswasser nachgespritzt. Einem Verbleiben von Impfstoff in der Magensonde wurde damit vorgebeugt. Außerdem sollte durch die starke Füllung des Magens eine beschleunigte Entleerung bewirkt werden.

Die Tiere, die parenteral vacciniert wurden, erhielten die Injektion in Äthernarkose s.c. unter die rechte seitliche Bauchhaut, die Boosterinjektion erfolgte s.c. unter die kontralaterale Bauchhaut.

2.1.8 Serumgewinnung

An den Tagen -4 und 17, also 4 Tage vor Vaccinebeginn und 5 Tage nach Vaccineende, wurde den Tieren Vollblut entnommen.

In Äthernarkose wurde nach Alkoholdesinfektion der Haut eine Herzpunktion durchgeführt und je 2 ml Vollblut aspiriert. Das Serum wurde durch Zentrifugieren gewonnen und bei -27°C bis zur Weiterverwendung gelagert.

2.1.9 Immunpräcipitation nach Mancini [213]

Aus dem Serum der Versuchstiere wurden nach der Methode der radialen Immundiffusion nach Mancini, Carbonara, Heremans [213] folgende Proteinfraktionen bestimmt:

Gammaglobuline − gesamt
IgG
IgM
C_3

Die zu untersuchenden Sera wurden mit NaCl-Lösung (0,9%) 1:10 verdünnt. Aufgetragen wurden 5 μl dieser Serumverdünnung mit einem Partigendispenser (Fa. Behringwerke AG/Marburg). Zum Vergleich wurden Meerschweinchen-Normalsera (Fa. Byck Mallinckrodt/Dietzenbach) in drei Verdünnungsstufen mit untersucht (1:5, 1:10, 1:20). Aus der Fläche der Kontrollpräcipitate ließ sich ein Multiplikationsfaktor errechnen, der den Vergleich der einzelnen Agarplatten untereinander ermöglichte.

Die Diffusionszeit betrug 72 Std bei Raumtemperatur. Während dieser Zeit blieben die Platten auf einem Horizontaltisch in einer Feuchtkammer. Anschließend wurden aus den Platten nicht präcipitierte Proteine durch 2maliges Waschen mit 0,1 ml NaCl-Lösung (0,9%) entfernt; die Platten gepreßt, getrocknet und mit Coomassie Brilliant Blue (Fa. Merck/Darmstadt) angefärbt. Die Ergebnisse wurden mit einer Meßlupe bei 6facher Vergrößerung abgelesen.

8

2.1.10 Bakterien-Agglutination

Die Keimsuspension aus dem definierten Pseudomonas aeruginosa-Stamm wurde nach Hallmann [127] hergestellt. Die Geißel- oder H-Antigene wurden durch Zugabe von Alkohol (96%) denaturiert.

Zur O-Agglutination wurden Verdünnungsreihen angelegt. Die deutlichsten Ergebnisse zeigten sich nach 14 Std Inkubation bei 37° Celsius und anschließend 6 Std Inkubation bei Zimmertemperatur. Als positiv wurde gewertet, wenn bei leichtem Beklopfen des Gläschens der Bodensatz körnig aufstieg, als negativ, wenn der Bodensatz als diffuser Schleier aufstieg.

Die einzelnen Titerstufen wurden mit dem negativen binären Logarithmus angegeben.

2.1.11 Kontrollinfektion

Die entscheidende Aussage über den klinischen Wert der verschiedenen Vaccinationsformen sollte durch eine intraperitoneale Infektion mit lebenden Keimen erhalten werden.

Am Versuchstag 23 (Abb. 1 a), also 10 Tage nach der letzten Vaccinegabe, wurden alle Tiere mit dem typengleichen Pseudomonas aeruginosa-Keim intraperitoneal infiziert. Dieser Keim wurde hierfür erneut angezüchtet, angereichert und gewaschen. Es wurde eine Suspension mit 1×10^9 lebenden Keimen pro Milliliter hergestellt.

In Äthernarkose wurde je Tier 1 ml = 10^9 lebende Pseudomonas aeruginosa-Keime intraperitoneal verabreicht. Gemessen wurde die Überlebenszeit der Tiere in Tagen. Die toten Tiere wurden seziert. Bei Verletzungen der Abdominalorgane wurde dieses Tier nicht mitgewertet. Aus der Bauchhöhle wurden Abstriche zur bakteriologischen Keimbestimmung entnommen. Des weiteren wurden die vorhandenen Entzündungserscheinungen wie Rötung, Fibrinauflagerung, Ascites, Milz- und Lebervergrößerung gewertet.

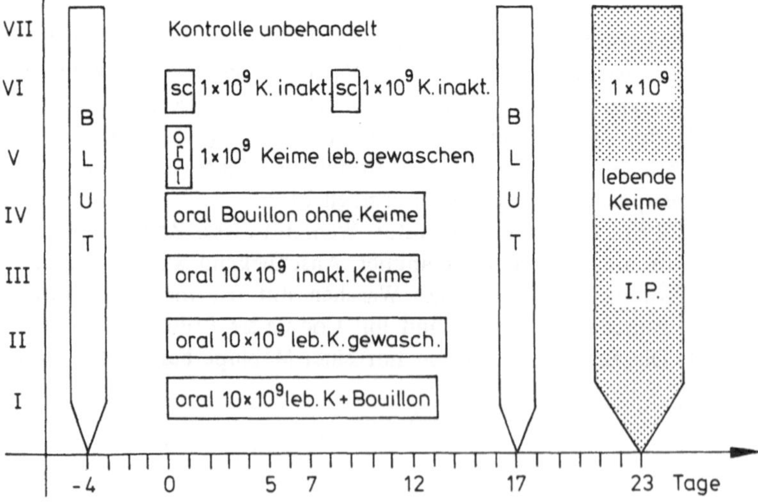

Abb. 1a. Versuchsanordnung: Orale Immunisierung von Meerschweinchen mit Pseudomonas aeruginosa

2.1.12 Verwendete Materialien

Agarose zur Herstellung eines 1,5% Agar, Agar Nordic Nr. 1 (Fa. Byck Mallinckrodt/Dietzenbach).

Antiseren. Schaf-anti-Meerschweinchen IgM (Fa. Byck Mallinckrodt/Dietzenbach); Ziegen-anti-Meerschweinchen B1C (C$_3$) (Fa. Byck Mallinckrodt/Dietzenbach); Kaninchen-anti-Meerschweinchen IgG H + L (Fa. Byck Mallinckrodt/Dietzenbach); Normal-anti-Meerschweinchen Gesamtglob. (Fa. Behringwerke AG/Marburg).

2.2 Orale Autovaccinebehandlung bei Patienten mit chronischer posttraumatischer Osteomyelitis

2.2.1 Patienten

Es wurden die Untersuchungsprotokolle von 80 Patienten ausgewertet. Die Patienten wurden teils in der Chirurgischen Klinik der Universität München, teils in der Berufsgenossenschaftlichen Unfallklinik Murnau behandelt. Die Behandlungsmethoden beider Kliniken unterscheiden sich nicht.

Voraussetzung für eine zusätzliche immunologische Behandlung war eine radikale chirurgische Sanierung der Osteomyelitis. Sequester und Nekrosen wurden operativ entfernt. Instabilitäten wurden durch äußere oder innere Stabilisierung beseitigt. Die zusätzliche Autovaccinetherapie wurde bei Patienten durchgeführt, deren Osteomyelitis trotz ausreichender chirurgischer Therapie weiter bestand.

2.2.1.1 Einteilung in Gruppen
Gruppe I: Patienten 1–18, *orale Autovaccinebehandlung im Jahr 1972.*
Gruppe II: Patienten 19–50, *Kontrollgruppe, ohne zusätzliche immunologische Behandlung (1972).*
Gruppe III: Patienten 51–70, *orale Autovaccinebehandlung (im Jahr 1976),* kontrollierte Gruppe.
Gruppe IV: Patienten 71–80, *orale Placebogabe (im Jahre 1976),* kontrollierte Gruppe. (Abb. 2).

2.2.1.2 Vorbehandlung. Die Mehrzahl der Patienten war in verschiedenen anderen Kliniken vorbehandelt worden.

Es sind daher auch sehr unterschiedliche Behandlungsarten angewandt worden. Da sich an Hand der Anamnese keine definierten Behandlungsgruppen ergaben, können die angewandten Medikamente und Methoden nur aufgezählt werden.

Medikamente
lokal:

	Leukosekegel	Fa. Dauelsberg/Göttingen
	Nebacetinpuder	Fa. Byk Essex/Konstanz
	Varidase	Fa. Lederle/Wolfratshausen
	Mercurochrom	Kliniksapotheke
	Betaisodona	Fa. Mundipharma/Limburg
	Rivanol	Fa. Hoechst/Frankfurt

Sofratüll	Fa. Albert Roussel/Wiesbaden
Perubalsam	Kliniksapotheke
Aeroplast	Fa. Parke, Davis & Co./München
Refobacin PMMA	
Ketten/Kugeln	Fa. Merck/Darmstadt

systemisch:

Antibiotica nur in Gruppe I und II
Bluttransfusionen etc.

Osteosynthesen: Schrauben
Platten
Nägel
Fixateur externe
Cerclagen
verschiedene Modelle

Spül-Saugdrainagen, mit und ohne Antibioticazusatz
Behandlung mit sterilem Sand
Behandlung im elektrischen Feld
und anderes

2.2.1.3 Punkteskala. Um den klinischen Verlauf vor, während und nach der Impfstoffgabe beurteilen zu können, wurde eine Punkteskala erarbeitet.

In diese wurden einbezogen (s. Tabelle 20):
die äußeren Wundverhältnisse
die Röntgenbefunde und
die BKS.

2.2.2 Keimentnahme und Differenzierung

Bei allen Patienten fand sich zum Untersuchungs- bzw. Behandlungsbeginn als Zeichen der chronischen posttraumatischen Osteomyelitis eine mehr oder weniger ausgeprägte Fistelung. Mit Watteträgern wurden möglichst aus der Tiefe der Fistel wöchentlich Abstriche entnommen und direkt in Dextrosebouillon bzw. Thioglycollate medium überimpft. Thioglycollate wurde mitgeführt, um eine Kontamination mit Anaerobiern zu erkennen.

Die beimpften Nährlösungen wurden 24–48 Std bei 37° Celsius im Brutschrank inkubiert.

Bei vorhandenem Keimwachstum wurde auf Blutagarplatten überimpft, diese wurden erneut bebrütet. Die Keime der so erhaltenen Einzelkolonien wurden analysiert und das Keimspektrum der Fisteleiterung jedes einzelnen Patienten definiert.

Zur Aufbewahrung der Keime wurden diese auf Eiernährböden überimpft. Nach der Anzüchtung (24 Std bei 37° Celsius) wurden die Platten verschlossen und im Kühlschrank (4° Celsius) gelagert. Von den Keimen wurde jeweils ein Antibiogramm angefertigt.

2.2.2.1 Auswahl des Vaccinekeims. Vor der Herstellung der Autovaccine wurde von jedem Patienten 2–3mal ein Abstrich aus der Fistel entnommen. Die Keime wurden wie unter 2.2.2 Keimentnahme und Differenzierung behandelt. Wurde bei 3maliger Anzüchtung eine Monokultur des gleichen Keimes erhalten, so wurde die Autovaccine aus diesem Keim hergestellt. Bei Mischkulturen wurde der bei diesem Patienten am häufigsten vorkommende pathogene Keim zu Autovaccine verarbeitet.

Ein mehrfach angezüchteter Staphylococcus epidermidis wurde nicht als Autovaccinekeim verwendet.

Erfolgte während der Vaccinegabe ein Keimwechsel, so wurde aus zeitlichen Gründen keine neue Vaccine hergestellt, sondern die bereits begonnene Vaccinierung zu Ende geführt.

2.2.2.2 Herstellung der Autovaccine. Der entsprechende Keim wurde vom Eiernährboden über eine Anzüchtung in Dextrosebouillon auf 1000 ml Dextrosebouillon überimpft.

Nach 48 Std Bebrütung bei 37° Celsius wurden die Keime gezählt (s. 2.1.4). Es erfolgte die Keiminaktivierung bei 64° Celsius über 90 min.

Die inaktivierten Keime wurden anschließend abzentrifugiert (3000 UpM $\hat{=}$ 1500 g/10 min). Der Überstand wurde abgesaugt und das Sediment 3mal in NaCl-Lösung (0,9%) gewaschen. Die Keime wurden anschließend in RPMI-Medium (Roosevelt-Park-Memorial-Institut-Fa. Seromed/München) resuspendiert. Der dem Medium beigemischte Indikator zeigt bei Wachstum von Bakterien einen Farbumschlag.

Der Impfstoff wurde steril in Glasfläschchen mit $1-2 \times 10^9$ Keimen/ml abgefüllt. Es wurden jeweils 60 Einzeldosen von jeder Vaccine, ausreichend für eine 8wöchige Behandlung hergestellt. Der Impfstoff wurde im Kühlschrank ($0-4^O$ Celsius) gelagert.

Die Herstellung von Autovaccine zur Patientenbehandlung wird im folgenden noch einmal tabellarisch zusammengefaßt:

1. Fistelabstrich
2. Bakterienkultur
3. Bakteriologische Differenzierung
4. Keimzahlbestimmung
5. Inaktivierung (64^OC, 90 min)
6. Inaktivitätsprüfung in Agar
7. Toxizitätsprüfung im Tierversuch
   (Meerschweinchen 8×10^9 Keime/kg KG ($>$ oral bzw. i.p.)
8. Abfüllen in Einzeldosen ($1-2 \times 10^9$ Keime/Gläschen)

2.2.2.3 Sterilitäts- und Toxizitätsprüfung. Vor der Ausgabe der Vaccine an die einzelnen Patienten wurde von jedem Impfstoff eine Sterilitäts- und Toxizitätsprüfung durchgeführt. Um zu untersuchen, ob nach der Hitzeinaktivierung noch lebensfähige Keime in der Autovaccine vorhanden waren, wurden aus dieser je 6 Dextrose-, Thioglycollate- und Sabouraud-Medien und 3 Blutagarplatten beimpft. Die Blutagarplatten wurden 3 Tage lang bei 37° Celsius inkubiert, die Röhrchen mit Dextrosebouillon 3 Tage bei 37° Celsius bebrütet, daraufhin 2 Tage bei 22°. Ebenso wurde mit den Thioglycollate-Medien verfahren. Die Sabouraud-Medien wurden 7 Tage bei 22° Celsius inkubiert. Bis zum 10. Tag wurden die Medien bei Zimmertemperatur weiter beobachtet.

Im Tierversuch (Meerschweinchen) wurde die Toxizität der Autovaccine geprüft. Jeder Impfstoff wurde an 6 Tiere verimpft. Je 3 Tiere erhielten den Impfstoff oral über eine Knopfsonde, 3 weitere Tiere erhielten den Impfstoff subcutan in die Bauchhaut verabreicht.

Die Tiere wurden 10 Tage lang beobachtet, ob sie Krankheitszeichen nach Gabe der Vaccine zeigten: Verweigerung der Nahrungsaufnahme, Sträuben der Rückenhaare, Sterblichkeit.

Ergab die Sterilitätsprüfung kein spezifisches oder unspezifisches Keimwachstum und keine Verunreinigung, und zeigten sich im Tierversuch keine auffälligen Nebenerscheinungen, dann erst wurde der Impfstoff an die Patienten ausgegeben.

2.2.2.4 Herstellung der Placebolösung. Die Placebolösung hatte gleiches Aussehen wie die Autovaccine. Es wurde RPMI-Medium (Roosevelt-Park-Memorial-Institut-Medium, Fa. Seromed/München) mit dem gleichen Farbindikator in die gleichen Glasfläschchen abgefüllt. Aluminiumhydroxid wurde darin in geringer Menge suspendiert, um optisch wie bei Vaccineabfüllungen einen Bodensatz zu erhalten. Die Placebolösung wurde autoklaviert und im Kühlschrank aufbewahrt.

2.2.2.5 Dosierung: Autovaccine – Placebo. Die Patienten der Gruppe I (1–18) erhielten die Autovaccine in aufsteigender Dosierung 0,5 x 10^9 bis 2 x 10^{10} inaktivierte Keime pro Tag über insgesamt 8 Wochen.

Die Patienten der Gruppe III (51–70) erhielten die Autovaccine in gleichbleibender Keimdosierung 1–2 x 10^9 Keime pro Tag ebenfalls über 8 Wochen.

Die Patienten der Gruppe IV (71–80) erhielten die Placebogabe ebenfalls täglich über 8 Wochen.

Die Impfstofflösungen wurden dem Patienten morgens 1/2 Std vor dem Frühstück, also auf nüchternen Magen, verabreicht. Die Patienten bekamen jeweils 1 Glas (150 ml) kohlensäurehaltiges Mineralwasser zum Nachtrinken gereicht. Die Einnahme wurde von der Stationsschwester überwacht (Abb. 2).

2.2.3 Klinische Untersuchungen

Bei der klinischen Untersuchung wurden drei Parameter berücksichtigt, die eine Besserung oder Verschlechterung der Osteomyelitis klar erkennen lassen: Die äußeren Wundverhältnisse, die Röntgenbefunde und einfache klinische Laborwerte wie BKS, Leukocytenzahl und Serum-Elektrophorese.

2.2.3.1 Äußere Wundverhältnisse. Die äußeren Wundverhältnisse im Bereich der Fistelung wurden vor, während und nach der Autovaccinebehandlung wöchentlich vom Stationsarzt beurteilt und das Ergebnis (Ausdehnung, Tiefe, Sekretionsverhalten und Bakteriologie) in das Krankenblatt eingetragen.

2.2.3.2 Röntgenbefunde. Röntgenbilder der betroffenen Extremität wurden vor, während und nach der Autovaccinegabe und bei besonderem Bedarf (z.B. Verdacht der Instabilität) angefertigt und durch den Röntgenologen schriftlich beurteilt.

2.2.3.3 BKS, Hb, HK, Leukocyten, Serum-Elektrophorese. Wichtige Hinweise auf die Stärke und den Verlauf der Entzündungsprozesse gab die Blutkörperchensenkungsreaktion. Diese wurde vor, während und nach der Autovaccinegabe in wöchentlichem Abstand bestimmt.

Zur weiteren Untersuchung wurde neben der regelmäßigen Bestimmung des kleinen Blutbildes (Hb, HK, Leukocyten) auch die Serum-Elektrophorese durchgeführt.

2.2.4 Immunologische Untersuchungen

Um einen Einblick in die krankheitsbedingten Veränderungen immunologischer Parameter zu erhalten, wurden die Spiegel der Immunglobuline IgA, IgE, IgG und IgM gemessen, die Bakterienagglutination durchgeführt und der Antistaphylolysintiter bestimmt. Ein Hinweis auf celluläre Mechanismen sollte durch die Intracutantestung und die Lymphocytenstimulation erhalten werden.

2.2.4.1 Immunglobuline. Es wurden die Immunglobuline: IgA, IgG, IgM und IgE vor, während und nach der Autovaccine- bzw. Placebogabe bestimmt. Die Bestimmung von IgA, IgG und IgM erfolgte semiquantitativ mittels Immundiffusionsplatten (Tripartigenplatten, Fa. Behringwerke AG/Marburg). Dabei ist die Fläche der sich bildenden Präzipitate (Antigen-Antikörperkomplex) mit der Konzentration der im Serum vorhandenen Immunglobuline direkt proportional.

Die Diffusionszeiten, nach denen abgelesen wurde, betrugen 50 Std für IgA und IgG, 80 Std für IgM.

Die Ergebnisse sind zunächst in mg% ausgedrückt. Die Umrechnung in Internationale Einheiten (I.E.) erfolgt durch Multiplikation mit Konversionsfaktoren. Diese sind aus Internationalen Standardreferenzseren errechnet.

Die Bestimmung von Immunglobulin E (IgE) erfolgte quantitativ radioimmunologisch mit dem Phadebas IgE Prist (Fa. Pharmacia Diagnostics/Uppsala). Dabei reagiert ^{125}J markiertes IgE und das zu untersuchende unmarkierte IgE mit Anti-IgE-Antikörpern. Aus den IgE-Anti-IgE-Komplexen wird anschließend ungebundenes IgE ausgewaschen. Die dann im Gammazähler zu messende Radioaktivität verhält sich umgekehrt proportional der gebundenen Menge an Standard- bzw. Analysen-IgE [179, 180]. Mit diesem Test können Serumspiegel ab 0,5 mg/ml erfaßt werden.

2.2.4.2 Bakterienagglutination. Zur Agglutinationsreaktion wurden die Keime jedes Patienten, die schon zur Autovaccineherstellung verwendet wurden, frisch angezüchtet.

Nach Bebrütung (24 Std bei 37° Celsius) wurden die Keime abzentrifugiert (3000 UpM = 1500 g, 10 min) und 3mal in NaCl-Lösung (0,9%) gewaschen. Anschließend erfolgte erneute Aufschwemmung in 0,9% NaCl-Lösung und homogene Durchmischung mit dem Magnetrührer.

Zur Ausschaltung der H-Agglutination wurde 96% Alkohol zu gleichen Teilen zugegeben (20 Std bei 37° Celsius). Die Suspension wurde bei 0–4° Celsius gelagert. Vor der Verwendung erfolgte die Dichteeinstellung nach McFarland (s. Hallmann [127]). Die verwendete Dichte entsprach der Trübung McFarland 3.

Es wurde nur die O-Agglutination durchgeführt. Hierzu wurden entsprechende Serum-Kochsalz-Verdünnungsreihen angelegt.

Die Reaktion galt als positiv, wenn sich am Boden der Gläschen Häutchen bildeten, die bei leichtem Beklopfen eine körnige Konsistenz annahmen.

Verschiedene Keime zeigten unterschiedliches Verhalten bei der Agglutination. So mußte z.B. bei Pseudomonas aeruginosa die Schleimbildung berücksichtigt werden; die

Anzüchtung dauerte länger. Um eine homogene Antigensuspension zu erhalten, mußten Glasperlen vor dem Durchmischen (Magnetrührer) zugegeben werden.

2.2.4.3 Antistaphylolysin-Reaktion (AStaL).

Das Patientenserum wurde bei 56° Celsius 30 min im Wasserbad inaktiviert. Von Serum und Standard (Anti-Staphylolysin-Serum) wurde mit Phosphatpuffer eine Verdünnungsreihe hergestellt nach dem Schema:
$2_3 4_6 8_1 2_1 6_2 4 \ldots$

Nach der Reaktion von Serum und Standardverdünnungen mit Staphylolysin-Reagens (30 min im Wasserbad bei 37° Celsius) wurde eine Kaninchenerythrocytensuspension zugegeben. Der Ansatz blieb 60 min im Wasserbad bei 37° Celsius, anschließend 30 min bei Raumtemperatur.

Zur Bestimmung des AStaL-Titers wurde das erste Röhrchen mit beginnender Hämolyse festgestellt. Patientenserumverdünnung zu Standardserumverdünnung (jeweils die Verdünnung mit beginnender Hämolyse) ergab den AStaL.

Zum Beispiel: Beginnende Hämolyse bei Verdünnung 1/48 des Patientenserums und beginnende Hämolyse bei Verdünnung 1/24 des Standardserums ergab 48/24 = 2 I.E./ml. Der Normalgrenzwert liegt bei 2 I.E./ml.

2.2.4.4 Intracutantest.

Zum Nachweis von zirkulierenden humoralen und cellulären Antikörpern wurde mit Antigenlösungen (Standardlösung) der am häufigsten vorkommenden Keime (Fa. Allergopharma/Rheinbek) intracutan getestet. Die i.c. Injektionen erfolgten an der Innenseite beider Unterarme. Zur Kontrolle wurde NaCl-Lösung 0,9% und Histamin mitgetestet.

Die Reaktionen wurden nach 1/2, 12 und 48 Std abgelesen.

2.2.4.5 Lymphocytenstimulation.

Lymphocytenkulturen der Patienten wurden nach der Methode von Junge [161] mit unspezifischem Mitogen (PHA-P, Fa. Difco/Hamburg) sowie mit α-Staphylolysin (Fa. Behringwerke AG/Marburg) in verschiedenen Konzentrationen inkubiert. Die Kulturdauer betrug 6 Tage. Der Einbau von 3-H-Thymidin wurde mit einem Liquid-Szintillationszähler (Fa. Packard/USA) gemessen und mit nicht stimulierten Kontrollkulturen verglichen. Auf Grund von Vorversuchen [269] erwiesen sich folgende Stimulationsdosen pro 200 000 mononucleäre Zellen als wirkunsvoll:

PHA	0,2 mg
α-Staphylolysin	0,01 I.E.

2.2.5 Verwendete Materialien

2.2.5.1 Zur Autovaccineherstellung und Bakteriologie.

Kulturmedien: Dextrose Broth, Sabouraud Dextrose Broth, Thioglycollate Medium, Fa. Difco Laboratories/Detroit/ Michigan USA, RPMI-Medium (1640) Roosevelt-Park-Memorial Institut, Fa. Seromed/ München.

Dextrose Blutagar: Glucose-Agar (Fa. Merck AG/Darmstadt) wird nach Angabe gemischt mit Aqua bidest. und autoklaviert. Nach dem Autoklavieren wird der Agar auf ca. 50° Celsius abgekühlt. Es werden 50 ml defibriniertes Schafsblut auf 500 ml Agar gegeben, vorsichtig durchgemischt und in Petrischalen gegossen. Zur Keimaufbewahrung wurden Eiernährböden verwendet. Deren Herstellung erfolgte nach Angaben von Hallmann [127].

2.2.5.2 Zur Immunglobulinbestimmung. Tri-Partigen Immundiffusionsplatten, Fa. Behringwerke AG/Marburg/Lahn;
Phadebas IgE Prist, Radioimmuntest, Fa. Pharmacia Diagnostics/Uppsala, Schweden;
IgE-Bestimmung erfolgte mittels ^{125}J Markierung in einem Packard-Szintillationsmeßplatz.

2.2.5.3 Zum AStaL-Test. Antistaphylolysin-Serum, Staphylolysin-Reagens, Phosphatpufferlösungskonzentrat, Kaninchenblut konserviert, Fa. Behringwerke AG/Marburg/Lahn.

2.2.5.4 Zur Intracutantestung. Standardlösung zur Intracutantestung Fa. Allergopharm/Rheinbek.

2.2.5.5 Zur Lymphocytenstimulation. PHA-P, Fa. Difco/Hamburg,
α-Staphylolysin, Fa. Behringwerke AG/Marburg/Lahn
3-H-Thymidin, Fa. Buchler/Amersham-Braunschweig,
Liquid Szintillationszähler Fa. Packard/USA.

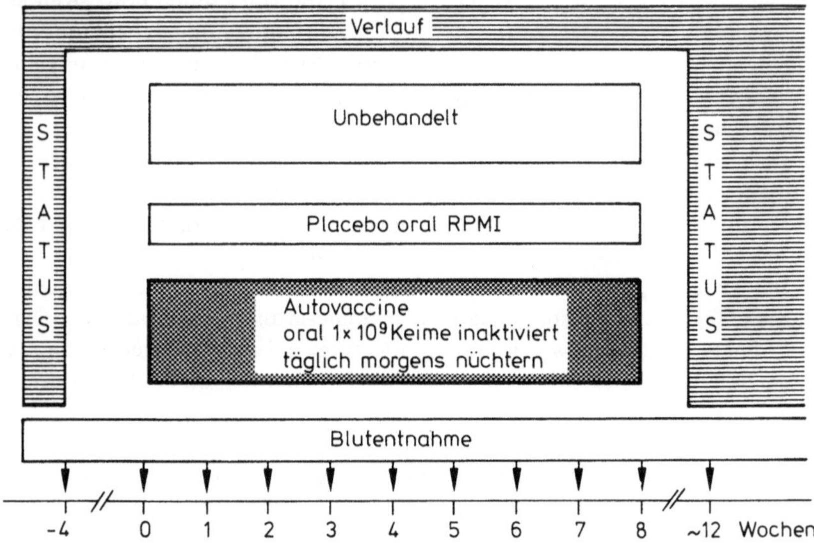

Abb. 2. Schema der Autovaccinebehandlung, Placebogabe und Verlaufskontrolle bei 80 Patienten mit chronischer posttraumatischer Osteomyelitis (*n* 80)

3 Ergebnisse

3.1 Ergebnisse einer oralen Vaccination gegen Pseudomonas aeruginosa im Tierversuch

3.1.1 Überlebensrate der Versuchstiere nach einer intraperitonealen Gabe von lebenden Pseudomonas aeruginosa-Keimen

Am Tag 23 (s. Abb. 1 a Versuchsanordnung) wurden alle Tiere intraperitoneal mit 1×10^9 lebenden Keimen des auch für die Vaccination verwendeten Pseudomonas aeruginosa-Stammes infiziert. Ziel der Untersuchungen war, einen Impfschutz gegen Pseudomonas aeruginosa durch eine orale Vaccination aufzubauen. Die Impfung mußte die Tiere dann vor einer Infektion nach der intraperitonealen Gabe von lebenden Pseudomonas-Keimen schützen. Dies wäre einfach ablesbar an der Überlebensrate der Tiere nach einer intraperitonealen Kontrollinfektion. Wie Vorversuche ergaben, starben unbehandelte Tiere (Meerschweinchen) nach einer intraperitonealen Gabe von Pseudomonas-Keimen innerhalb von 5 Tagen an einer akuten Peritonitis. Dieser Zeitraum wurde daher zum Vergleich der Überlebenszeiten der einzelnen Gruppen gewählt. Tiere, die diesen Zeitraum überlebten, wurden weitere 3 Monate beobachtet, um auch die Spätfolgen zu erfassen. Alle Tiere der Versuchsgruppe, die innerhalb dieser Zeiträume starben, wurden seziert.

Die Tiere, die nach einer i.p. Gabe von lebenden Keimen an einer akuten Peritonitis starben, zeigten frische Fibrinausschwitzungen mit Ausbildung eines trüben Exsudates. Leber und Milz waren vergrößert. Aus dem Abdominalraum konnte regelmäßig Pseudomonas aeruginosa isoliert und angezüchtet werden.

Bei Tieren, die nach dem 5. Tag und innerhalb der ersten drei Wochen post infectionem starben, fand sich ein ausgeprägter Konglomerattumor im Abdomen. Darmschlingen, Magen, Leber und Milz waren durch organisierte Fibrinauflagerung fest verwachsen. Die Tiere hatten die akute Infektion überlebt; sie starben an Verwachsungen, also an den indirekten Folgen der i.p. Infektion.

3.1.1.1 Vergleich der vaccinierten Tiergruppen mit der nicht behandelten Kontrollgruppe VII. In den Abb. 1 b,c wird jeweils die Gruppe VII, also die Kontrollgruppe, deren Tiere nicht vorbehandelt waren, mit den Tieren einer der vaccinierten Tiergruppen verglichen. Die Zahl der überlebenden Tiere ist für jeden Tag post infectionem dargestellt in Prozent der Tierzahl, die in den Versuch genommen wurde.

Die 23 Tiere der Gruppe I bekamen nach der beschriebenen Versuchsanordnung (Abb. 1 a) mit Sonde 10×10^9 lebende Keime der Vaccine A verabreicht.

Von den 23 Tieren (100%) der Gruppe I überlebten 19 Tiere (82,6%) den 1. Tag und 18 Tiere (78,3%) den 2. Tag post infectionem. Bis zum 5. Tag starb kein weiteres Tier mehr. 78,3% der Tiere, die oral an 10 Tagen mit 10^9 lebenden Keimen und dem entsprechenden Nährmedium vacciniert worden waren, überlebten die i.p. Gabe von für das Meerschweinchen pathogenen Pseudomonas-Keimen.

Zum Vergleich überlebten in der Kontrollgruppe VII von 26 (100%) nicht immunisierten Tieren 10 (38,5%) den 1. Tag, 3 Tiere (11,5%) den 2. Tag und 2 Tiere (7,7%) den 4. Tag.

Unterschiede zwischen der Vorbehandlung in Gruppe I und Gruppe II (Abb. 1b) bestehen darin, daß die Tiere der Gruppe II oral mit 10×10^9 lebenden, gewaschenen Pseudomonas aeruginosa-Keimen vacciniert worden waren (Vaccine B). In dieser Versuchsanordnung sollte geprüft werden, ob ein Impfschutz allein durch die Gabe von intakten Bakterien ohne deren in der Nährbouillon gelöste Bestandteile erreicht werden konnte. Von 25 Tieren (100%), die in den Versuch genommen waren, überlebten 21 (84%) den 1. Tag, 19 (76%) den 2. Tag. Beim Vergleich am 5. Tag lebten noch 76,0% der vaccinierten Tiere und nur noch 7,7% der unbehandelten Tiere.

Alle Tiere der Gruppe III (Abb. 1c) waren mit Vaccine C geimpft worden. Vaccine C enthielt 10×10^9 hitzeinaktivierte, gewaschene Keime des gleichen Pseudomonas aeruginosa-Stammes. Durch den Vergleich der oralen Gabe von lebenden Bakterien und hitzeinaktivierten Bakterien sollte geprüft werden, ob ein besserer Impfschutz durch eine Verabreichung von Lebendvaccine erreichbar ist [262, 266]. Gleichzeitig sollte das Ergebnis einer Vaccinierung mit hizteinaktivierten Keimen Hinweise für die Anwendung am Menschen geben. Eine orale Impfung des Menschen mit hohen Dosen lebender, pathogener Keime scheint beim heutigen Stand der Kenntnisse aus Gründen der Sicherheit nicht möglich zu sein.

Die Hitzeinaktivierung der Bakterien wurde gewählt, da sie eine sichere, schonende Abtötung der Keime gewährleistet [127, 157]. Bei einer Inaktivierung durch Chemikalien (z.B. Formaldehyd) müßte erst deren spezifische Wirkung auf den Impfvorgang (Adjuvanswirkung?) geprüft werden. Auch bedürfte es zusätzlicher Geschmackscorrigentien, um eine Vaccine aus chemisch inaktivierten Bakterien dem Menschen verabreichen zu können. Von 22 Tieren (100%) der Gruppe III überlebten 17 (77,3%) den 1. Tag, 16 (72,7%) den 2. Tag und 15 (68,2%) den 3. Tag post infectionem.

Auch im Vergleich der Gruppe III und VII wird ein deutlicher Unterschied der Überlebensaraten sichtbar. Die Tiere der Gruppe III überlebten mit 68,2% den 5. Tag, die Tiere der Gruppe VII wie beschrieben nur mit 7,7%.

Die Tiere der Gruppe IV (Abb. 1c) wurden oral mit Vaccine D geimpft. Sie erhielten durch Sonde die Nährbouillon, aus der die darin angezüchteten Pseudomonas aeruginosa-Keime abzentrifugiert worden waren. Die Dosierung betrug $10 \times 2,5$ ml korpuskelfreie Lösung. Von 25 (100%) intraperitoneal infizierten Tieren überlebten 17 (68,0%) den 1. Tag und 14 (56%) den 2. Tag. Auch dieses Vaccinierungsschema erbrachte noch einen deutlichen Impfschutz bis zum 5. Tag mit 56% überlebenden Tieren im Vergleich zu 7,7% überlebenden unbehandelten Tieren der Gruppe VII.

Da es vorstellbar ist, daß sich lebende Pseudomonas-Keime im Magen-Darmtrakt vermehren, erhielten die Tiere der Gruppe V (Abb. 1b) nur einmal oral Vaccine B (1×10^9 lebende, gewaschene Keime). Von 12 Tieren (100%) überlebten nur 4 Tiere (33,3%) den 1. Tag. Das Intervall zwischen einmaliger Impfstoffgabe und intraperitonealer Infektion betrug 22 Tage. Ein vergleichbarer Impfschutz mit Gruppe I oder II wird nicht erreicht. Dies spricht dafür, daß entweder eine entsprechende Vermehrung der Keime im Darm der Versuchstiere nicht stattfindet oder die applizierte Keimmenge zu klein ist bzw. das Zeitintervall nicht ausreicht, um einen Impfschutz aufzubauen. Es ist jedoch immer noch eine deutlich bessere Überlebenschance für die Tiere der Gruppe V im Vergleich zu denen der Gruppe VII gegeben.

Die Tiere der Gruppe VI (Abb. 1c) erhielten 2mal im Abstand von 8 Tagen je 1×10^9 hitzeinaktivierte, gewaschene Keime (Vaccine C) subcutan injiziert. Nach subcutaner Injektion von bakteriellen Antigenen konnten verschiedene Arbeitsgruppen einen sicheren

Impfschutz errreichen [8, 9, 10, 102, 103]. Ein Vergleich der Schutzwirkung von subcutaner und oraler Vaccinegabe ermöglicht daher eine gewisse Wertung der unterschiedlichen Applikationsformen der Vaccinen.

Von 30 (100%) subcutan vaccinierten Tieren überlebten 25 (83,3%) den 1. Tag, 20 (66,7%) den 2. bis einschließlich 5. Tag. Dieses subcutane Vaccinierungsschema erbrachte also einen deutlichen Impfschutz im Vergleich zu nicht behandelten Tieren der Gruppe VII.

Innerhalb der akuten Phase der abdominalen Kontrollinfektion starben 35% aller der Pseudomonas-Infektion erlegenen Tiere. Aus den Abb. 1 b und c ist ablesbar, daß diejenigen Tiere, die mit 10×10^9 lebenden Keimen oral vacciniert worden waren, die höchste Überlebensrate und damit den besten Impfschutz erreicht hatten. Eine um 10% niedrigere Schutzrate zeigten die oral mit 10×10^9 inaktivierten Keimen vaccinierten Tiere und die nach klassischem Schema subcutan geimpften Tiere. 22% unter der besten Gruppe lag der Impfschutz der Tiere, denen korpuskelfreie Pseudomonasnährlösung oral verabreicht worden war. Diese Bouillon enthielt alle durch einfaches Zentrifugieren nicht entfernte Bakterienbestandteile, wie Lipopolysaccharide, andere Kapselantigene, Mitochondrien, Golgiapparat und lösliche Stoffwechselprodukte. Eine einmalige orale Lebendvaccinierung mit 10^9 Keimen vermittelte nur einen geringen Impfschutz, es überlebten 33,3% der Tiere.

Vergleicht man die Ergebnisse der verschiedenen Vorbehandlungen, so sind die Unterschiede zwischen Tieren, die mit 10×10^9 lebenden Keimen vacciniert wurden und Tieren, die mit der gleichen Menge hitzeinaktivierter Keime vacciniert wurden, nur gering. Sehr auffällig sind die großen Unterschiede beim Vergleich der Überlebenszeiten vaccinierter und nicht vorbehandelter Tiere. Die beste durchschnittliche Überlebenszeit erreichten Tiere, die oral 10×10^9 lebende Pseudomonas-Keime erhalten hatten.

Mit einer Überlebenszeit der Gruppe I von 7,26 Tagen und der Gruppe II von 7,0 Tagen unterscheiden sie sich hochsignifikant ($p < 0,0005$) von den unbehandelten Kontrolltieren mit 1,92 Tagen durchschnittlichen Überlebens. Die Gruppen III und VI lagen in ihren Überlebenszeiten nahe beisammen mit 6,45 Tagen respektive 6,50 Tagen. Auch hier war der Unterschied zu den unbehandelten Tieren mit $P < 0,0005$ hochsignifikant. Die Überlebenszeit der Tiere der Gruppe IV, die mit löslichen Bakterienbestandteilen oral immunisiert worden waren, lag mit 5,52 Tagen ebenfalls noch hochsignifikant über der der Kontrolltiere. Das schlechteste Ergebnis fand sich mit 3,67 Tagen durchschnittlicher Überlebenszeit in der Gruppe V: Eine einmalige Applikation von Lebendbakterien ließ nur einen geringen Impfschutz erreichen ($p < 0,05$).

Eine mehrmalige orale Gabe von lebenden Pseudomonas aeruginosa-Keimen schützt mit einer hohen Wahrscheinlichkeit vor einer intraperitonealen Infektion mit dem gleichen Stamm. Das Ergebnis einer oralen Vaccination mit inaktivierten Keimen steht in seiner Schutzwirkung der der Lebendvaccine kaum nach.

Die zeitliche und quantitative Dosierung der Vaccine hat in diesem Tiermodell entscheidende Bedeutung für die Wirksamkeit, was von Raettig [256, 258] auch für andere Bakterien gezeigt werden konnte.

Die Tiere zeigten unter der oralen Gabe von Pseudomonasvaccinen nur geringe Nebenwirkungen. Sie verhielten sich bei der Aufnahme von Futter ähnlich den unbehandelten Kontrolltieren. Alle Tiere, die während der Vaccinationszeit starben, wurden seziert. Dabei fanden sich jeweils diffuse abszedierende Pneumonien. Der bakteriologische Nachweis von Pseudomonas aeruginosa aus dem Lungengewebe gelang bei allen Tieren, die Lebendvaccine erhalten hatten. Es dürfte sich um Aspirationspneumonien gehandelt haben, da

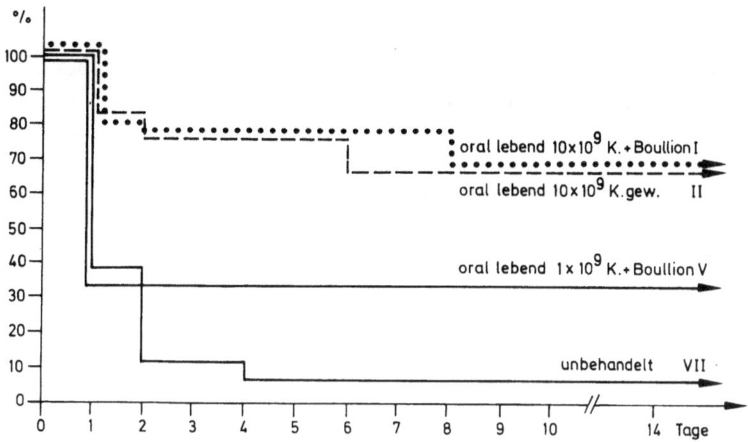

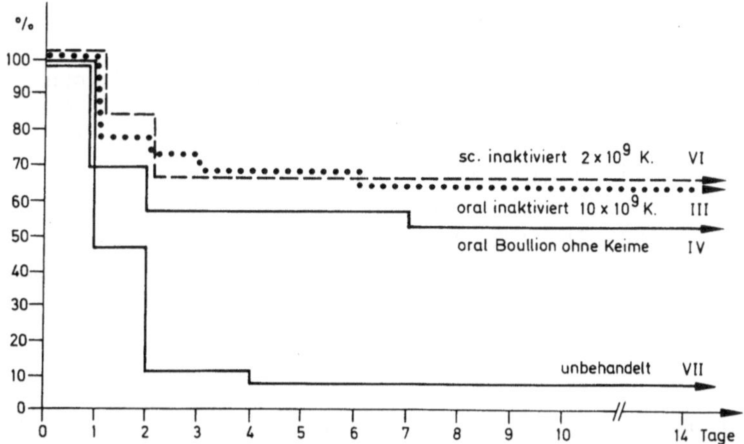

Abb. 1b. Überlebende Tiere nach intraperitonealer Gabe von Pseudomonas aeruginosa-Keimen. In Prozent lebender Tiere zu Versuchsbeginn verglichen mit der Zeit (Tage) nach der i.p. Infektion.

Gruppe I: oral 10 x 10^9 lebende Keime + Bouillon
Gruppe II: oral 10 x 10^9 lebende Keime, gewaschen
Gruppe V: oral 1 x 10^9 lebende Keime + Bouillon
Gruppe VII: Kontrolle: unbehandelte Tiere
1.c Gruppe VI: s.c. 2 x 10^9 hitzeinaktivierte Keime
Gruppe III: oral 10 x 10^9 hitzeinaktivierte Keime
Gruppe IV: oral 10 x 2,5 ml Pseudomonasbouillon korpuskelfrei
Gruppe VII: Kontrolle: unbehandelte Tiere
(s. Versuchsanordnung Abb. 1a, S. 8)

die Vaccine in Äthernarkose über einen Magenschlauch verabreicht wurde. Bei zu flacher Narkose kam es regelmäßig zu Abwehrbewegungen mit Schluckreflexen der Tiere, wobei Impfstoff aspiriert werden konnte. Gegen eine hämatogene Streuung, vom Darm ausgehend, spricht, daß bei keinem Tier Infektionsherde in anderen Organen gefunden wurden. Bei den subcutan geimpften Tieren entstanden an den Injektionsstellen kirschgroße Tumoren, deren Resorption bis zu 3 Wochen dauerte.

3.1.2 Bestimmung der Gesamtimmunglobuline, der Immunglobuline IgG, IgM und der Komplementfraktion C_3

Mit der Bestimmung der Gesamtimmunglobuline, der Immunglobuline IgG, IgM und der Komplementfraktion C_3 sollte geprüft werden, ob durch die verschiedenen Vaccinationsschemata nicht nur ein Impfschutz erreicht wird, sondern auch eine Veränderung humoraler Faktoren der Immunantwort meßbar wird. Um einen Anhalt für eine etwaige Beeinflussung des Komplementsystems durch die Vaccination zu bekommen, wurde die quantitative Veränderung von C_3 untersucht.

Nach der Methode von Mancini [213] wurden die Bestimmungen mittels der radialen Immundiffusion durchgeführt. Am Ende der Diffusion ist die Fläche des Präcipitatringes der Antigenkonzentration direkt proportional. Nach 80 Std Diffusionszeit war der Endpunkt der Diffusion, die sogenannte Äquivalenzzone, erreicht.

Für das Versuchstier Meerschweinchen stehen keine standardisierten Sera bzw. Antisera zur Verfügung. Die Angabe dieser Immunglobulinwerte erfolgte daher in Quadratmillimeter Präcipitationsfläche. Die Immunglobulinwerte aus menschlichen Seren werden mit

Tabelle 1. Durchschnittliche Überlebenszeit der Tiere der verschiedenen Gruppen bezogen auf den 9. Tag nach der intraperitonealen Gabe von lebenden Pseudomonaskeimen. Statistischer Vergleich (t-Test für paarige Werte) der einzelnen Gruppen mit der Gruppe VII: unbehandelte Tiere

Gruppe	$\bar{x}_g$ Tage	Sx	$S\bar{x}$	p	n(Tg 0)	n(Tg 9)
I	7,26	3,28	0,68	< 0,0005	23	17
VII	1,92	2,19	0,43		26	2
II	7,00	3,35	0,67	< 0,0005	25	17
VII	1,92	2,19	0,43		26	2
III	6,45	3,60	0,77	< 0,0005	22	14
VII	1,92	2,19	0,43		26	2
IV	5,52	3,87	0,77	< 0,0005	25	13
VII	1,92	2,19	0,43		26	2
V	3,67	3,94	1,14	< 0,05	12	4
VII	1,92	2,19	0,43		26	2
VI	6,50	3,61	0,66	< 0,0005	30	20
VII	1,92	2,19	0,43		26	2

Referenzseren verglichen und in Absolutwerten ausgedrückt. Sie können durch Konversionsfaktoren in Internationale Einheiten (I.E.) umgerechnet werden.

Im Tierversuch müssen die Äquivalenzzonen der unbehandelten Normaltiere mit denen der immunisierten Tiergruppen verglichen werden. Als Meßeinheit wird die Größe der entsprechenden Flächen in mm^2 angegeben.

3.1.2.1 Veränderungen der Gesamtimmunglobuline nach den verschiedenen Vaccinationen (Abb. 3). Um vergleichbare Normalwerte zu erhalten, wurden die Seren von 42 unbehandelten Meerschweinchen untersucht. Die gefundenen Werte sind unter Gruppe VII, Kontrolle: unbehandelte Tiere, angegeben.

In den einzelnen Tiergruppen fanden sich nach der jeweiligen Vaccination folgende Mittelwerte der Gesamtimmunglobuline:

Gruppe I
oral 10 x 10^9 lebende Keime + Bouillon

$\bar{x} = 71,66$ mm^2
$S\bar{x} = 2,70$

Gruppe II
oral 10 x 10^9 lebende Keime gewaschen

$\bar{x} = 74,0$ mm^2
$S\bar{x} = 1,96$

Gruppe III
oral 10 x 10^9 inaktivierte Keime

$\bar{x} = 76,98$ mm^2
$S\bar{x} = 3,45$

Gruppe IV
oral 10 x 2,5 ml Pseudomonasbouillon korpuskelfrei

$\bar{x} = 77,56$ mm^2
$S\bar{x} = 4,42$

Gruppe V
oral 1 x 10^9 lebende Keime + Bouillon

$\bar{x} = 74,53$ mm^2
$S\bar{x} = 4,88$

Gruppe VI
s.c. 2 x 10^9 inaktivierte Keime Tier 1

Tier 2
Tier 3

78,2 mm^2
79,9 mm^2
89,8 mm^2

Gruppe VII
Kontrolle: unbehandelte Tiere

$\bar{x} = 52,98$ mm^2
$S\bar{x} = 2,50$

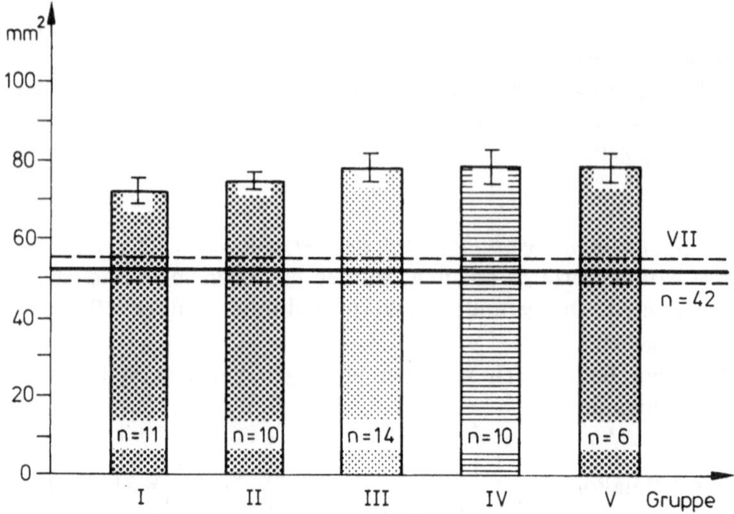

Abb. 3. Gesamtimmunglobuline angegeben in mm^2 (radiale Immundiffusion/Mancini [213]); horizontales Band: Normalwerte ($\bar{x}$; $S\bar{x}$) für Meerschweinchen; Säulen: Werte ($\bar{x}$; $S\bar{x}$) der einzelnen Tiergruppen nach der Vaccination.
Gruppe I: oral 10 x 10^9 lebende Keime + Bouillon
Gruppe II: oral 10 x 10^9 lebende Keime, gewaschen
Gruppe III: oral 10 x 10^9 inaktivierte Keime
Gruppe IV: oral 10 x 2,5 ml Pseudomonasbouillon korpuskelfrei
Gruppe V: oral 1 x 10^9 lebende Keime + Bouillon
Gruppe VI: nicht angegeben, da nur 3 auswertbare Tiere; Einzelwerte im Text
Gruppe VII: Kontrolle: unbehandelte Tiere

Von den Tieren der Gruppe VI, s.c. Gabe von 2 x 10^9 inaktivierten Keimen, konnten nur drei Einzelwerte bestimmt werden; eine Mittelwertberechnung erfolgte daher nicht. Diese 3 Tiere zeigten nach der s.c. Vaccination Gesamtimmunglobulinspiegel, die deutlich über denen der Gruppe VII (Kontrolle, unbehandelte Tiere) lagen. Die Werte sind denen der oral vaccinierten Tiere vergleichbar. Nach der oralen Antigenapplikation zeigte der Spiegel der Gesamtimmunglobuline der vaccinierten Tiergruppen, verglichen mit dem der nicht behandelten Kontrollgruppe VII, einen hochsignifikanten Anstieg (p < 0,0005).

Die Gesamtimmunglobulinspiegel lagen zwischen 35,3% für Gruppe I (oral 10 x 10^9 lebende Keime + Bouillon) und 46,4% für Gruppe IV (oral 10 x 2,5 ml korpuskelfreie Pseudomonasbouillon) über dem der unbehandelten Tiere. Es wurde versucht eine Korrelation zwischen dem Anstieg der Immunglobuline nach der Vaccination und der Verläßlichkeit des Impfschutzes zu finden. Dabei zeigte sich, daß die Höhe des Impfschutzes nicht direkt von den Veränderungen der Gesamtimmunglobuline abhing.

3.1.2.2 Veränderung von Immunglobulin IgG nach den verschiedenen Vaccinationen (Abb. 4).
Nach dem Kontakt mit bakteriellen Antigenen ist ein Anstieg von IgG und IgM zu erwarten [19, 66, 85, 95, 130, 134, 177, 231, 236, 284].

Die Immunglobulin IgG-Werte wurden wiederum für die unbehandelten Normaltiere wie für die geimpften Tiere in der Technik der radialen Immundiffusion nach Mancini [213] bestimmt. Es fanden sich folgende Mittelwerte:

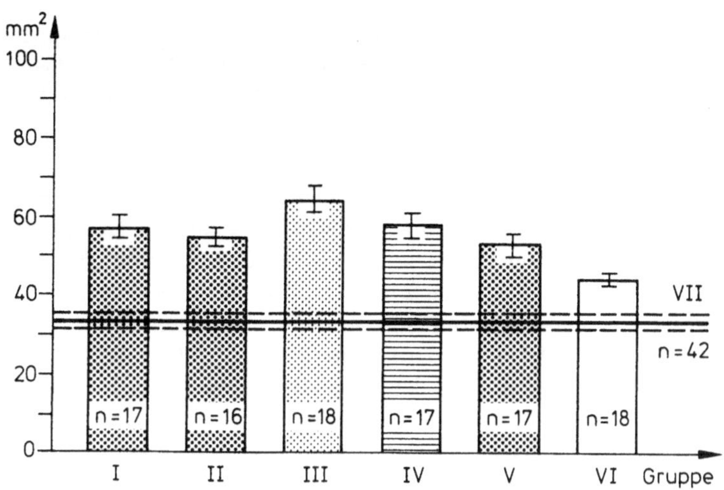

Abb. 4. Immunglobulin IgG angegeben in mm² (radiale Immundiffusion/Mancini [213]); horizontales Band: Normalwerte ($\bar{x}$; $S\bar{x}$) für Meerschweinchen; Säulen: Werte ($\bar{x}$; $S\bar{x}$) der einzelnen Tiergruppen nach der Vaccination.
Gruppe I: oral 10 x 10⁹ lebende Keime + Bouillon
Gruppe II: oral 10 x 10⁹ lebende Keime, gewaschen
Gruppe III: oral 10 x 10⁹ inaktivierte Keime
Gruppe IV: 10 x 2,5 ml Pseudomonasbouillon korpuskelfrei
Gruppe V: oral 1 x 10⁹ lebende Keime + Bouillon
Gruppe VI: s.c. 2 x 10⁹ inaktivierte Keime
Gruppe VII: Kontrolle: unbehandelte Tiere

Gruppe I
oral 10 x 10⁹ lebende Keime + Bouillon $\bar{x}$ = 56,81 mm²
                                                        $S\bar{x}$ = 2,73

Gruppe II
oral 10 x 10⁹ lebende Keime, gewaschen $\bar{x}$ = 54,54 mm²
                                                        $S\bar{x}$ = 1,69

Gruppe III
oral 10 x 10⁹ inaktivierte Keime $\bar{x}$ = 64,07 mm²
                                                        $S\bar{x}$ = 3,86

Gruppe IV
oral 10 x 2,5 ml Pseudomonasbouillon korpuskelfrei $\bar{x}$ = 58,29 mm²
                                                        $S\bar{x}$ = 3,40

Gruppe V
oral 1 x 10⁹ lebende Keime + Bouillon $\bar{x}$ = 53,04 mm²
                                                        $S\bar{x}$ = 2,59

Gruppe VI
s.c. 2 x 10⁹ inaktivierte Keime $\bar{x}$ = 44,40 mm²
                                                        $S\bar{x}$ = 1,49

Gruppe VII
Kontrolle: unbehandelte Tiere $\bar{x}$ = 33,75 mm²
                                                        $S\bar{x}$ = 1,53

Werden die IgG-Spiegel der einzelnen vaccinierten Tiergruppen mit dem der unbehandelten Kontrollgruppe VII verglichen, so fand sich ein hochsignifikanter (p < 0,0005) Anstieg des IgG-Wertes post vaccinationem. Die subcutan geimpfte Gruppe VI hatte jedoch insgesamt den niedrigsten IgG Anstieg mit 30,3% über dem Wert der unbehandelten Tiere. Der stärkste Anstieg von 89,8% über der Norm fand sich in der Gruppe III, also bei Tieren, die 10 x 10^9 hitzeinaktivierte Keime oral erhalten hatten. Die anderen oral vaccinierten Gruppen lagen dazwischen und unterschieden sich im Durchschnitt der IgG-Werte nicht signifikant voneinander. Wie schon für die Gesamtimmunglobuline gezeigt, so kann auch die Höhe der IgG-Spiegel nach der Vaccination nicht gleichgesetzt werden mit der Schutzwirkung des einzelnen Impfschemas. Es überlebten die intraperitoneale Pseudomonasinfektion 78,3% der Tiere der Gruppe I, die oral 10 x 10^9 lebende Keime + Bouillon erhalten hatten, und nur 33% der Tiere der Gruppe V nach einer einmaligen Gabe von 10^9 lebenden Keimen + Bouillon. Die IgG-Werte beider Gruppen sind mit 53,04 ± 2,59 mm^2 (Gruppe I) und 56,81 ± 2,73 mm^2 (Gruppe V) fast gleich.

3.1.2.3 Veränderungen von Immunglobulin IgM nach den verschiedenen Vaccinationen (Abb. 5).

Als Sofortreaktion auf ein bakterielles Antigen kann es zu einem Anstieg des Serum-Spiegels kommen [224, 234, 266, 323]. Nach Hitzig [144] setzt die Synthese von IgM 5—7 Tage nach dem Antigenstimulus ein und erlischt ohne weitere Antigengabe nach 3—4 Wochen. Sollte es durch die orale Vaccination zu einer IgM-Reaktion gekommen sein, so müßten die IgM-Spiegel am Tag 17 nach der ersten Vaccinegabe erhöht sein. Die IgM-Bestimmung wurde ebenfalls in der Technik nach Mancini [213] durchgeführt. Es wurden folgende Durchschnittswerte für die einzelnen Gruppen gemessen:

Gruppe I
oral 10 x 10^9 lebende Keime + Bouillon
$$\bar{x} = 5,75 \text{ mm}^2$$
$$S\bar{x} = 0,26$$

Gruppe II
oral 10 x 10^9 lebende Keime, gewaschen
$$\bar{x} = 5,92 \text{ mm}^2$$
$$S\bar{x} = 0,29$$

Gruppe III
oral 10 x 10^9 inaktivierte Keime
$$\bar{x} = 6,38 \text{ mm}^2$$
$$S\bar{x} = 0,43$$

Gruppe IV
oral 10 x 2,5 ml Pseudomonasbouillon korpuskelfrei
$$\bar{x} = 7,04 \text{ mm}^2$$
$$S\bar{x} = 0,40$$

Gruppe V
oral 1 x 10^9 lebende Keime + Bouillon
$$\bar{x} = 6,19 \text{ mm}^2$$
$$S\bar{x} = 0,31$$

Gruppe VI
s.c. 2 x 10^9 inaktivierte Keime
$$\bar{x} = 6,44 \text{ mm}^2$$
$$S\bar{x} = 0,25$$

Gruppe VII
Kontrolle: unbehandelte Tiere
$$\bar{x} = 4,02 \text{ mm}^2$$
$$S\bar{x} = 0,12$$

Der relativ niedrigste IgM-Spiegel aller 6 vaccinierten Gruppen fand sich in der Gruppe I, deren Tiere oral 10 x 10^9 lebende Keime + Bouillon erhalten hatten. Da die IgM-Werte der

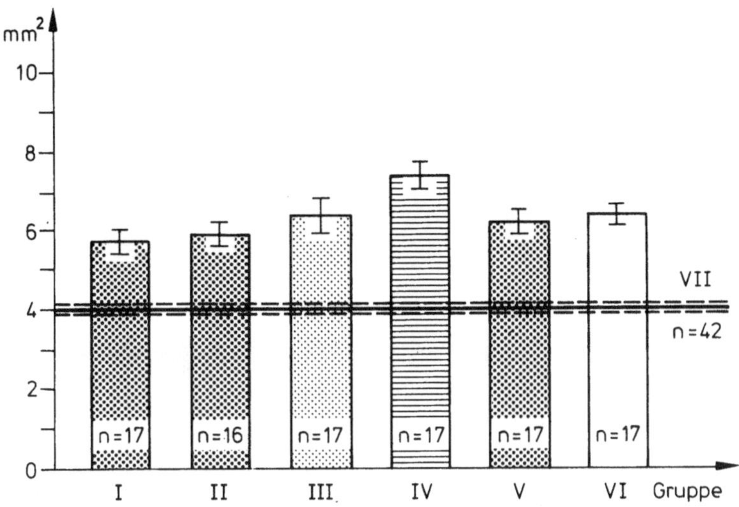

Abb. 5. Immunglobulin IgM angegeben in mm^2 (radiale Immundiffusion/Mancini [213]);
horizontales Band: Normalwerte $(\bar{x};\ S\bar{x})$ für Meerschweinchen; Säulen: Werte $(\bar{x};\ S\bar{x})$ der
einzelnen Tiergruppen nach der Vaccination.
Gruppe I: oral 10 x 10^9 lebende Keime + Bouillon
Gruppe II: oral 10 x 10^9 lebende Keime, gewaschen
Gruppe III: oral 10 x 10^9 inaktivierte Keime
Gruppe IV: oral 10 x 2,5 ml Pseudomonasbouillon korpuskelfrei
Gruppe V: oral 1 x 10^9 lebende Keime + Bouillon
Gruppe VI: s.c. 2 x 10^9 inaktivierte Keime
Gruppe VII: Kontrolle: unbehandelte Tiere

Gruppe I post vaccinationem hochsignifikant (p $<$ 0,0005) über denen der unbehandelten
Tiere lagen, unterschieden sich auch die IgM-Spiegel aller anderen Gruppen bei gleichen
n-Zahlen hochsignifikant von den Normalwerten.

Es ist auffällig, daß eine 2malige subcutane Vaccination ähnliche Serum-IgM-Konzen-
trationen erbrachte wie eine 10malige enterale Antigengabe. Raettig [260] kam im Mäuse-
versuch zu ähnlichen Ergebnissen: Eine Tiergruppe erhielt oral 10 x 0,25 ml eines inaktivierten Salmonella typhi murium-Impfstoffes, der anderen Tiergruppe wurden 4 x 0,025 ml
des gleichen Impfstoffes subcutan injiziert. Als orale Impfdosis wurde also die 20fache
Antigenmenge der parenteralen Impfung verabreicht. Trotzdem fanden sich in der parenteral immunisierten Tiergruppe am 10. Tag post vaccinationem doppelt so hohe Antikörpertiter wie in der oral immunisierten Tiergruppe. Auch in der von Raettig [261]
beschriebenen Versuchsanordnung konnte keine Korrelation zwischen der Höhe der durch
eine orale Vaccination erreichten Antikörpertiter und deren tatsächlichem Impfschutz
nachgewiesen werden.

*3.1.2.4 Veränderung von Komplementfraktion C_3 nach den verschiedenen Vaccinationen
(Abb. 6).* Bei der Abwehr von Mikroorganismen ist das Komplementsystem an verschiedenen Reaktionen beteiligt. Komplement wirkt mit bei der Abtötung von Bakterien
durch Antikörper, es beeinflußt die Phagocytose und die intracelluläre Bakteriolyse [153].
Die Bestimmung des Faktors C_3 sollte einen Hinweis geben, ob durch die verschiedenen
angewandten Vaccinationsformen ein Einfluß auf das Komplementsystem nachweisbar

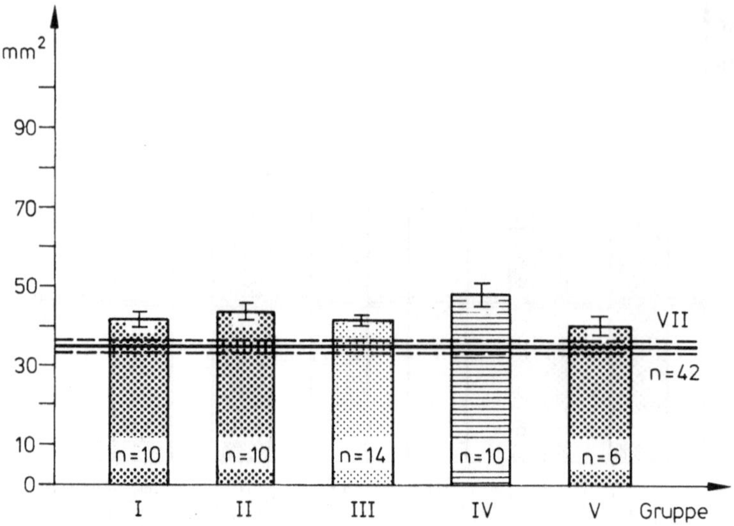

Abb. 6. Komplementfraktion C_3 angegeben in mm^2 (radiale Immundiffusion/Mancini [213]), horizontales Band: Normalwerte ($\bar{x};\ S\bar{x}$) für Meerschweinchen; Säulen: Werte ($\bar{x};\ S\bar{x}$) der einzelnen Tiergruppen nach der Vaccination.
Gruppe I: oral 10 x 10^9 lebende Keime + Bouillon
Gruppe II: oral 10 x 10^9 lebende Keime, gewaschen
Gruppe III: oral 10 x 10^9 inaktivierte Keime
Gruppe IV: oral 10 x 2,5 ml Pseudomonasbouillon korpuskelfrei
Gruppe V: oral 1 x 10^9 lebende Keime + Bouillon
Gruppe VI: nicht angegeben, da nur 3 auswertbare Tiere; Einzelwerte im Text
Gruppe VII: Kontrolle: unbehandelte Tiere

ist. Der Serumspiegel von C_3 als dem zentralen und quantitativ größten Komplementfaktor [144] wurde in der radialen Immundiffusion nach Mancini [213] mittels kommerziell erhältlichen Antiseren gemessen. Es fanden sich für die einzelnen Tiergruppen folgende Durchschnittswerte:

Gruppe I
oral 10 x 10^9 lebende Keime + Bouillon

$\bar{x}$ = 41,85 mm^2
$S\bar{x}$ = 1,28

Gruppe II
oral 10 x 10^9 lebende Keime, gewaschen

$\bar{x}$ = 43,43 mm^2
$S\bar{x}$ = 1,95

Gruppe III
oral 10 x 10^9 inaktivierte Keime

$\bar{x}$ = 41,64 mm^2
$S\bar{x}$ = 0,98

Gruppe IV
oral 10 x 2,5 ml Pseudomonasbouillon korpuskelfrei

$\bar{x}$ = 47,95 mm^2
$S\bar{x}$ = 2,16

Gruppe V
oral 1 x 10^9 lebende Keime + Bouillon

$\bar{x}$ = 40,11 mm^2
$S\bar{x}$ = 1,66

Gruppe VI
s.c. 2 x 10^9 inaktivierte Keime

Tier 1 = 39,32 mm^2
Tier 2 = 42,41 mm^2
Tier 3 = 43,07 mm^2

Gruppe VII
Kontrolle: unbehandelte Tiere

$\bar{x}$ = 35,28 mm^2
$S\bar{x}$ = 1,38

In Gruppe VI konnten nur drei Einzelwerte bestimmt werden, eine Mittelwertberechnung erfolgte daher nicht. Alle 3 Tiere zeigten nach der subcutanen Impfung einen C_3-Wert, der deutlich über dem Durchschnittswert der unbehandelten Kontrollgruppe VII lag.

Der Vergleich der Gruppen I–IV mit der Gruppe VII, also den unbehandelten Kontrolltieren, ergab einen signifikant ($p < 0{,}001$) höheren C_3-Spiegel nach den entsprechenden Vaccinationen. Die einmalige orale Gabe von 10^9 lebenden Keimen + Bouillon (Gruppe V) erbrachte im Vergleich mit der unbehandelten Kontrollgruppe VII keinen statistisch signifikanten C_3-Anstieg ($p < 0{,}025$).

Aus der Veränderung des Serum-C_3-Spiegels nach einer Vaccination kann noch nicht auf die Komplementaktivierung mit Ablauf einer sogenannten Komplementkaskade geschlossen werden. Durch die orale Gabe von lebenden Bakterien bzw. deren Antigenen kam es jedoch zu einem meßbaren Anstieg des Faktors C_3 im Serum. Bei gleichzeitigem Vorhandensein von bakteriellen Antigen-Antikörperkomplexen dürfte dies letztlich doch zu einer verstärkten antibakteriellen Abwehr führen.

3.1.3 Bestimmung der Bakterienagglutination nach den verschiedenen Vaccinationen (Abb. 7)

Um spezifische Agglutinine im Serum der Tiere mittels bekannter Pseudomonasantigene nachzuweisen, wurde die Reaktion nach Gruber-Widal [122] durchgeführt. Es wurde nur die Soma-O-Agglutination gemessen. Hierzu wurden die frisch angezüchteten Pseudomonas aeruginosa-Keime 3mal in 0,9% NaCl-Lösung gewaschen und anschließend erneut in 0,9% NaCl-Lösung resuspendiert. Dieser Lösung wurden gleiche Teile 96% Alkohols zur Inaktivierung der Geißel-H-Antigene zugesetzt. Die Agglutinationsreaktion wurde in der Verdünnungsreihe jeweils mit einer Titerstufe von 1:4 $\triangleq$ log$_2$ begonnen.

Die durchscnittlichen Titerstufen der einzelnen Versuchsgruppen sind im folgenden zusammengestellt:

Gruppe I
oral 10 x 10^9 lebende Keime + Bouillon

$\bar{x}$ = 2,35 log$_2$
$S\bar{x}$ = 0,46

Gruppe II
oral 10 x 10^9 lebende Keime gewaschen

$\bar{x}$ = 2,72 log$_2$
$S\bar{x}$ = 0,43

Gruppe III
oral 10 x 10^9 inaktivierte Keime

$\bar{x}$ = 1,47 log$_2$
$S\bar{x}$ = 0,47

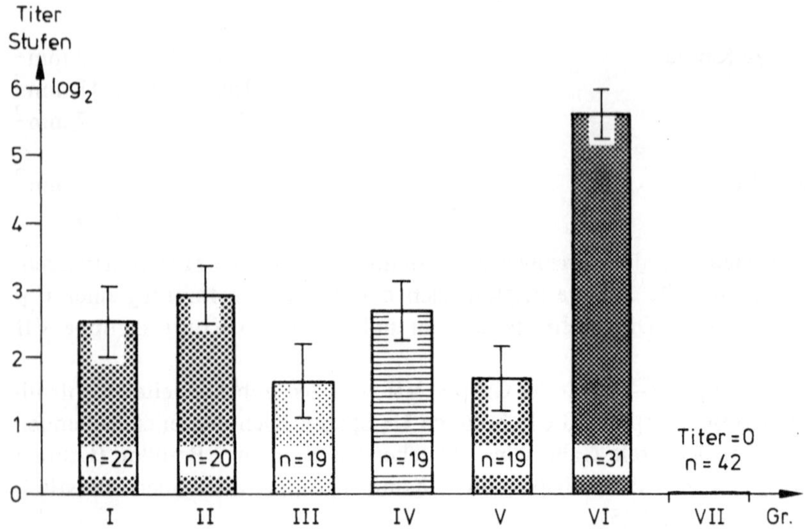

Abb. 7. Bakterienagglutination. O-Agglutination bei allen Tiergruppen nach der Impfung mit dem zur Vaccination verwendeten Pseudomonas aeruginosa-Stamm.
Gruppe I: oral 10 x 10^9 lebende Keime + Bouillon
Gruppe II: oral 10 x 10^9 lebende Keime, gewaschen
Gruppe III: oral 10 x 10^9 inaktivierte Keime
Gruppe IV: oral 10 x 2,5 ml Pseudomonasbouillon korpuskelfrei
Gruppe V: oral 1 x 10^9 lebende Keime + Bouillon
Gruppe VI: s.c. 2 x 10^9 inaktivierte Keime
Gruppe VII: Kontrolle: unbehandelte Tiere

Gruppe IV
oral 10 x 2,5 ml Pseudomonasbouillon korpuskelfrei $\quad\quad \bar{x} = 2,47 \log_2$
$S\bar{x} = 0,49$

Gruppe V
oral 1 x 10^9 lebende Keime + Bouillon $\quad\quad \bar{x} = 1,36 \log_2$
$S\bar{x} = 0,41$

Gruppe VI
s.c. 2 x 10^9 inaktivierte Keime $\quad\quad \bar{x} = 5,11 \log_2$
$S\bar{x} = 0,12$

Gruppe VII
Kontrolle: unbehandelte Tiere $\quad\quad \bar{x} = 0 \quad \log_2$
$S\bar{x} = 0$

Bei keinem der 42 untersuchten Tiere der unbehandelten Kontrollgruppe VII fand sich in einer Serumverdünnung von 1:4 ein Agglutinationstiter gegen Pseudomonas aeruginosa. Es ist daher anzunehmen, daß die Tiere vorher mit dieser Keimart nicht in Berührung gekommen waren. Die höchste Titerstufe fand sich in der Gruppe der subcutan immunisierten Tiere. Auch Raettig [261] fand im Versuch mit Mäusen höhere Titerstufen nach parenteraler Antigengabe als nach enteraler Antigenapplikation. Die Pseudomonas-Agglutinationstiter, die in den verschiedenen oral vaccinierten Tiergruppen gefunden worden waren, sind relativ niedrig. Eine statistische Aussage ist nur möglich, da die unbehandelte Kontrollgruppe VII in der vorgegebenen Anfangsserumverdünnung keine Agglutinationstiter aufwies. Damit ergibt sich ein mathematisch signifikanter Titeranstieg ($p < 0{,}00025$) in allen vaccinierten Tiergruppen. Wichtiger scheint zu sein, daß weder bei unbehandelten Kontrolltieren noch bei oral oder subcutan geimpften Tieren verschiedene Staphylococcus aureus-Stämme gefunden werden konnten. Es dürfte sich also bei der Bakterienagglutination post vaccinationem um eine Reaktion spezifischer Agglutinine gegen Pseudomonas aeruginosa gehandelt haben. Die Überlebensraten der verschiedenen vaccinierten Tiergruppen nach einer intraperitonealen Kontrollinfektion mit dem lebenden Vaccinekeim ließ sich mit den Titerstufen der Bakterienagglutination nicht korrelieren.

3.1.4 Zusammenfassung der Ergebnisse aus den Tierversuchen

Eine orale Vaccination mit verschiedenen Präparationen von Pseudomonas aeruginosa erhöhte die Überlebensrate der Tiere nach einer intraperitonealen Pseudomonasinfektion hochsignifikant. Dabei lag die Überlebensrate der mit Lebendvaccine oral vaccinierten Tiere um ca. 10% über der der oral mit inaktivierten Keimen geimpften Tiere. Eine Lebendvaccine bringt also nur einen geringen Vorteil im Vergleich zur oralen Applikation von Bakterien-Gesamtantigenen. Dies ist für die orale Vaccinebehandlung des Menschen von Bedeutung, da sich eine orale Gabe von lebenden pathogenen Keimen verbietet.

Die orale Vaccination bewirkte einen signifikanten Anstieg der Gesamtimmunglobuline sowie der Immunglobuline IgG und IgM.

Unter oraler Vaccinegabe kam es zu einem signifikanten Anstieg des Komplementfaktors C_3.

Die spezifischen gegen Pseudomonas aeruginosa gerichteten Agglutinine steigen unter oraler Vaccination mit Präparationen des gleichen Keimes an.

Die einzelnen immunologischen Veränderungen, die nach der oralen Vaccination gemessen wurden, korrelierten jedoch nicht mit dem Impfschutz. Dieser entsteht durch eine Vielzahl ineinandergreifender Reaktionen, von denen hier nur einige wenige aufgezeigt wurden.

Nebenwirkungen, bedingt durch die orale Vaccination, konnten nicht beobachtet werden. Auch diejenigen Tiere, die 10×10^9 Lebendkeime oral erhalten hatten, zeigten normales Freßverhalten und wiesen keine Krankheitszeichen im Vergleich mit den unbehandelten Kontrolltieren auf.

3.2 Orale Autovaccination bei Patienten mit chronischer posttraumatischer Osteomyelitis

3.2.1 Patienten

Insgesamt wurden 80 Patienten untersucht, die an einer chronischen posttraumatischen Osteomyelitis litten. 38 Patienten erhielten eine orale Autovaccinetherapie. In die Studie wurden nur Patienten aufgenomme, die keine schweren Nebenerkrankungen hatten. Bei 2 Patienten fand sich ein gut eingestellter Diabetes mellitus, bei 3 Patienten eine latente Herzinsuffizienz und bei einem Patienten eine Psoriasis vulgaris.

3.2.1.1 Alter und Geschlecht (s. Tabelle 2a–c). Das Durchschnittsalter der Patienten betrug bei Beginn der Autovaccinebehandlung bzw. dieser Untersuchung 39,3 Jahre, die mittlere Krankheitsdauer 4,1 Jahre. Das Alter der Patienten bei Beginn der Untersuchung bzw. Autovaccinebehandlung differierte daher zum Alter am Unfallzeitpunkt um diese Spanne. 16 Patienten waren zur Zeit des Unfalls zwischen 15 und 20 Jahre alt, 58 Patienten zwischen 20 und 60 Jahre und 6 Patienten zwischen 60 und 70 Jahre alt.

Die Patienten der Gruppe I (Ordnungszahl 1–18) hatten 1972/73 eine orale Autovaccinebehandlung erhalten, das Durchschnittsalter zur Zeit des Unfalls betrug 36,1 ± 3,3 Jahre.

Die Patienten der Gruppe II (Ordnungszahl 19–50) erhielten keine zusätzliche immunologische Behandlung, sie wurden als Kontrollgruppe mituntersucht, ihr Durchschnittsalter zur Zeit des Unfalls betrug 33,7 ± 2,5 Jahre.

Die Patienten der Gruppe III (Ordnungszahl 51–70) erhielten in einer kontrollierten Studie oral Autovaccine; sie hatten zur Zeit des Unfalls ein Durchschnittsalter von 39,5 ± 3,9 Jahren.

Tabelle 2a. Patienten Gruppe I (Autovaccine); Alter zur Zeit des Unfalls, Alter bei Autovaccinebeginn; Unfallart: *A* Arbeitsunfall, *V* Verkehrsunfall, *P* Privatunfall, *A/W* Arbeits-Wegeunfall; Verletzungsart: *ges. F.* geschlossene Fraktur, *of. F.* offene Fraktur, *ges. Tr.F.* geschlossene Trümmerfraktur, *of. Tr.F.* offene Trümmerfraktur, *ges.-of. W.* geschlossene-offene Weichteilverletzung, *ges.-of. Lux.F.* geschlossene-offene Luxationsfraktur; Lokalisation der Verletzung

Patienten-Ordnungszahl	Alter/Jahre z.Zt. d. Unfalls	Alter bei Autovaccinebeginn	Unfallart	Verletzungsart	Oberschenkel	Unterschenkel	Sprunggelenk	Kniegelenk	Hüfte	Ferse	Oberarm	Unterarm
									Lokalisation			
1	19	21	V	of. Lux.F.					x			
2	18	19	A	of. Tr.F.			x					
2	30	68	V	of. Tr.F.		x						
4	55	57	A/W	ges. F.		x						
5	53	57	V	of. Tr.F.		x						
6	18	19	A/W	of. Tr.F.	x							
7	34	35	A	of. Tr.F.		x						
8	33	36	A/W	ges. W.								x
9	40	43	V	of. Tr.F.		x						
10	41	43	A	of. Tr.F.	x							
11	28	32	A	of. Tr.F.		x						
12	18	19	A/W	of. Fr.	x							
13	46	47	A	ges. W.		x						
14	27	28	A	ges. Lux.F.				x				
15	56	58	V	of. Tr.F.	x							
16	29	36	A	ges. F.				x				
17	57	59	A	of. Tr.F.	x							
18	49	50	P	ges. W.	x							

Tabelle 2b. Patienten Gruppe II (Kontrollen). Abkürzungen s. Tabelle 2a

Patienten-Ordnungszahl	Alter/Jahre z.Zt. d. Unfalls	Alter z.Zt. d. Untersuchung	Unfallart	Verletzungsart	Lokalisation							
					Oberschenkel	Unterschenkel	Sprunggelenk	Kniegelenk	Hüfte	Ferse	Unterarm	Oberarm
19	58	60	A	ges. Tr. F.								x
20	17	32	V	of. Tr. F.	x							
21	53	55	A	of. Tr. F.							x	
22	20	23	A/W	of. F.	x							
23	41	44	A/W	of. Tr. F.	x							
24	43	48	V	of. F.		x						
25	33	35	A	of. Tr. F.	x							
26	46	65	A/W	of. F.		x						
27	16	30	V	of. Tr. F.				x				
28	64	67	A	of. F.	x							
29	17	20	V	of. Tr. F.		x						
30	32	33	A	of. F.		x						
31	29	39	A	ges. W.								x
32	42	45	A	of. Lux. F.			x					
33	22	25	A	of. W.								x
34	31	38	V	ges. W.					x			
35	29	34	A	ges. W.	x							
36	19	22	A	ges. F.		x						
37	15	19	A	of. Fr.		x						
38	34	37	A	of. W.	x							
39	17	19	A/W	ges. F.		x						
40	53	56	A	ges. W.								x
41	25	27	A	of. Tr. F.				x				
42	31	33	A	ges. Tr. F.								x
43	49	51	A	of. Tr. F.								x
44	39	57	V	ges. F.		x						
45	31	33	A	of. Tr. F.	x							
46	41	44	A	of. Lux. F.			x					
47	60	62	P	ges. Tr. F.								x
48	18	22	P	ges. Tr. F.		x						
49	17	20	V	of. F.		x						
50	37	39	A/W	of. Tr. F.	x							

Gruppe IV Placebo (Ordnungszahl 71–80) hatte zur Zeit des Unfalls ein Durchschnittsalter von 34,1 ± 2,3 Jahren.

Unter den 80 Patienten befanden sich 4 Frauen. Wegen der geringen Zahl der untersuchten Frauen wurde in der Auswertung kein Unterschied zwischen männlich und weiblich gemacht.

Somit ergab sich eine Normalverteilung aller 80 Patienten im Erwachsenenalter. Spezielle immunologische Fragestellungen der kindlichen Osteomyelitis oder des Infektionsgeschehens im hohen Alter mußten daher nicht berücksichtigt werden.

Tabelle 2c. Patienten Gruppen III und IV (51−70 Autovaccine, 71−80 Placebo). Abkürzungen siehe Tabelle 2a

Patienten-Ordnungszahl	Alter/Jahre z.Zt. d. Unfalls	Alter bei Autovaccine-beginn, bei Placebo-beginn	Unfallart	Verletzungsart	Oberschenkel	Unterschenkel	Sprunggelenk	Kniegelenk	Hüfte	Ferse	Oberarm	Unterarm
51	55	56	A	ges. F.	x							
52	64	65	A	ges. Tr. F.	x							
53	17	18	A/W	of. F.		x						
54	62	63	A	ges. F.					x			
55	17	18	A/W	of. F.	x							
56	23	25	A/W	ges. Tr. F.		x						
57	62	63	A	of. Tr. F.		x						
58	44	45	A	ges. Tr. F.	x							
59	38	40	A	ges. Tr. F.	x							
60	44	45	P	ges. F.	x							
61	20	21	A	of. F.	x							
62	65	67	A/W	ges. Tr. F.	x							
63	25	27	A/W	ges. F.		x						
64	43	44	A	ges. Tr. F.		x						
65	50	53	A	of. Tr. F.	x							
66	18	19	A	ges. F.	x							
67	24	25	V	ges. Tr. F.	x							
68	46	47	A/W	ges. Tr. F.	x							
69	57	58	A	of. Tr. F.	x							
70	50	54	P	Patella				x				
71	55	56	A	ges. Tr. F.		x						
72	19	27	P	of. W.						x		
73	31	40	P	of. Tr. F.	x							
74	42	44	A	ges. Tr. F.		x						
75	22	23	A/W	ges. F.	x							
76	40	41	A	ges. Tr. F.	x							
77	50	51	V	of. F.	x							
78	48	49	A/W	of. Tr. F.		x						
79	53	54	A	ges. Tr. F.		x						
80	24	25	A	of. F.		x						

3.2.1.2 Dauer der Osteomyelitis. Die durch die chronische posttraumatische Osteomyelitis bedingte durchschnittliche Krankheitsdauer belief sich auf 4,1 Jahre. Davon wurden im Schnitt 1,5 Jahre in stationärer Behandlung verbracht.

Gruppe I: Patient 1−18
               Krankheitsdauer 4,2 ± 2,2 Jahre
Gruppe II: Patient 19−50
               Krankheitsdauer 4,7 ± 0,8 Jahre

Gruppe III: Patient 51—70
               Krankheitsdauer 3,7 ± 0,3 Jahre
Gruppe IV: Patient 71—80
               Krankheitsdauer 4,1 ± 0,7 Jahre

3.2.1.3 Lokalisation der Verletzung (s. Tabelle 2a—c). Der Unfall, auf den die chronische posttraumatische Osteomyelitis ursächlich zurückzuführen war, traf folgende Extremität bzw. Körperregion:

Oberschenkel	31mal	38,75%
Unterschenkel	37mal	33,75%
Sprunggelenk	5mal	6,25%
Kniegelenk	5mal	6,25%
Hüfte	2mal	2,50%
Ferse	1mal	1,25%
Oberarm	1mal	1,25%
Unterarm	8mal	10,00%

3.2.1.4 Art der Verletzung (s. Tabelle 2a—c). Die chronische posttraumatische Osteomyelitis war bei der Mehrzahl der Patienten nach schweren Verletzungen aufgetreten.

Bei dem ursächlichen Unfall war es in 55% zu offenen Frakturen und in 53,7% zu ausgedehnten Trümmerbrüchen gekommen. Es fanden sich Luxationsfrakturen bei 8% der Patienten, ausgedehnte Weichteilschäden bei 22% und drittgradige Verletzungen, also mit Gefäß- und Nervenbeteiligung, bei 7% der Patienten.

3.2.1.5 Art des Unfalls (s. Tabelle 2a—c). Einen Arbeitsunfall erlitten 41 Patienten (51,25%). Die häufigste Unfallursache war ein Sturz vom Dach, vom Gerüst oder von der Leiter.

33 Patienten (41,25%) zogen sich die ursächliche Verletzung bei einem Verkehrsunfall zu, in der Mehrzahl bei Fahrrad-, Moped- und Motorradunfällen. Bei den restlichen 6 Patienten (7,5%) hatte die chronische posttraumatische Osteomyelitis verschiedene Ursachen: Sportunfälle und häusliche Unfälle.

3.2.1.6 Zahl der Operationen (s. Tabelle 3a-c). Bei den 80 untersuchten Patienten wurden zur Sanierung der Osteomyelitis insgesamt 491 operative Eingriffe durchgeführt, das sind im Durchschnitt 6,1 Operationen pro Patient. Dazu gezählt wurden alle in Narkose vorgenommenen Eingriffe wie Osteosynthesen, Anlegen von Spüldrainagen und Einlegen von Refobacin-PMMA-Kugeln oder -Ketten, Sequestrektomien und Fistelrevisionen, Spongiosaplastiken und Hauttransplantationen, Metallentfernung, Arthrodesen und Amputationen.

Tabelle 3a. Zahl der durchgeführten operativen Eingriffe zur Sanierung der Osteomyelitis bis zum Zeitpunkt der Untersuchung bzw. immunologischen Behandlung

Patienten-Ordnungszahl	Osteosynthese	Spüldrainage	Sequestrektomie	Fistelrevision	Spongiosaplastik	Hauttransplantation	Metallentfernung	Arthrodese	Amputation
1		x		x				x	
2	x						x		
3			x	x					xx
4	x	x	xx	xx	x			x	
5	x	xxx	x		xx		xxx		
6	x	xx					x		
7	x		x	x			x		
8	xx	xx	xx	xxx	x		xx		
9	x		xx		x	xx	xx		
10	x		xx	xx	x		x		
11	x		x	x	x	x	x		
12	xx	xx	xx	xxxx			xx		
13	x		x	x			x		
14	x		x	x			x		
15	x	xxx	xx	xx			x		x(x)
16			xx	xx	x			x	
17		x	x		xx	x			
18	xx		x	x					
19	x			x			x		
20		xx	xxxx	xx					
21	x		x	x	x				
22	xx	xx	xxxx	xx	x		xx		
23	x					xxxx	x		x(x)
24	x	x	xx	xxx	x		x		x
25	x		x				x		
26	x	xx	xxxx	xxx			x		
27		xx	xxx	xxxxx					
28	x		x				x		
29	x		xxx	x		xx	x		
30			x						

Tabelle 3b. Zahl der durchgeführten operativen Eingriffe zur Sanierung der Osteomyelitis bis zum Zeitpunkt der Untersuchung bzw. immunologischen Behandlung

Patienten-Ordnungszahl	Osteosynthese	Spüldrainage	Sequestrektomie	Fistelrevision	Spongiosaplastik	Hauttransplantation	Metallentfernung	Arthrodese	Amputation
31			x	x					
32	xx				x		xx		
33		x							x
34	x		x	x			x		
35	x	x	xx	x	x		x		
36	x	xx			x	x			x
37	x	x	x		x	x			
38				x		xx			x(x)
39				xx		x			
40	x		xx	xxx		x		x	
41	x	xx	xxxx	xx			x		
42	xx	x	x			x	x		
43	x						x		x
44	x		x	x			x		
45	x	xxx	x	xx			xxx		
46	x	x					x	x	
47	x	x	xxx	x			x		
48	x	xx	xxxx		xx	x	x		x
49	xx	x	x	x			xxx		
50	xx	xx	xx	x			xx		

36

Tabelle 3c. Zahl der durchgeführten operativen Eingriffe zur Sanierung der Osteomyelitis bis zum Zeitpunkt der Untersuchung bzw. immunologischen Behandlung

Patienten-Ordnungszahl	Osteosynthese	Spüldrainage Refobacin-PMMA-Ketten	Sequestrektomie + Fistelrevision	Spongiosaplastik + Hauttransplantation	Metallentfernung	Arthrodese	Amputation
51	xx		xx		x		
52		x	xx		x		
53	xx	x	x				
54	x		xxx		x		
55	x	x	xx	xx			
56	x		xxxx	x	xxx		
57	x		x	xxx	x		
58	xx	x	x		x		
59	x		xxx	x	x		
60	x		x	xx	x		
61			xxxx				
62	xx	x	x		xx		
63			xxx	xx			
64			xx				xx
65	x	xx	x	xxx	xx		
66	xx		xxx		xx		
67	x			xx	x		
68	x	x	xxx		x	x	
69	x		xx		x		
70			xxxxxx		xx		
71	x				xx		
72	x		xxxxx		x		
73	x	x	xxxx	x	x		
74		x	xx		x		
75	xx		xxxx	xx			
76	x		xxxx		x		
77	x	xx					
78	x	x	x	x			
79	x	x	xx		x		
80		x		xxx			

3.2.2 Bakteriologie

3.2.2.1 Gesamtzahl der isolierten Keime. Bei den 80 untersuchten Patienten konnten aus insgesamt 429 Wund- und Fistelabstrichen 484 Erreger isoliert werden. Die prozentuale Verteilung bezogen auf die Gesamtzahl der isolierten Keime ist in Tabelle 4 dargestellt. Staphylococcus aureus Koag. pos. war mit 43,18% der am häufigsten vorkom-

Tabelle 4. 80 Patienten: Bakteriologie: 429 Abstriche, 484 Erreger

Staph. aureus +	209 = 43,18%
Pseud. aerug.	91 = 18,80%
Klebsiella	55 = 11,36%
Escherichia coli	39 = 8,06%
Proteus mir.	26 = 5,37%
Staph. epid.	23 = 4,75%
Enterobacter cloa.	10 = 2,07%
Enterokokken	8 = 1,65%
Streptokokken β-Hämolyse	5 = 1,03%
Enterobacter aer.	4 = 0,83%
Citrobacter frunsii	4 = 0,83%
Peptococcus species	4 = 0,83%
Achromobacter	2 = 0,41%
Corynebact.	2 = 0,41%
Ewardsiella	1 = 0,21%
Hefen	1 = 0,21%

Tabelle 5a. Patienten Gruppe I (Autovaccine) Behandlung 1972/73. Häufigkeit der verschiedenen Keime in den Fistelabstrichen und Keimart, aus der die Autovaccine hergestellt wurde

					Fistelabstriche					
Patienten-Ordnungszahl	Staph. aureus +	Pseud. aerug.	E. coli	Prot. mir.	Klebsiella	Enterobacter	Enterokokken	Sonstige		Keim Autovaccine
1	7	1								Staph. aureus
2	6	4					1			Staph. aureus
3	5				1					Staph. aureus
4	2									Staph. aureus
5	3	2								Staph. aureus
6	1	1			2	1	2	1		Klebsiella
7	1						1			Staph. aureus
8	3	2				1	1	1		Staph. aureus
9	2		1		4					Klebsiella
10	2	4								Pseud. aerug.
11	1						1			Staph. aureus
12	5						1			Staph. aureus
13	2				9					Klebsiella
14	1		3	1						E. coli
15	1		1	2						Proteus mir.
16		4	3		1					Pseud. aerug.
17	3	5	3	1	1		1			Pseud. aerug.
18	12				1					Staph. aureus

Tabelle 5b. Patienten Gruppe II (Kontrollgruppe) ohne zusätzliche immunologische Behandlung. Keimarten, die in den Fistelabstrichen gefunden wurden

	Fistelabstriche								
Patienten-Ordnungszahl	Staph. aureus +	Pseud. aerug.	E. coli	Prot. mir.	Klebsiella	Enterobacter	Enterokokken	Sonstige	Kontrolle
19	2		1						
20	4				1				
21	1								
22	1	4		1	3		1	2	
23	1				1				
24	4		1			1			
25	1	1							
26	7	2	1		1			1	
27	2				1		1		
28	1								
29	1	4			1	1		1	
30					1				
31	1								
32	6								
33		1				1			
34	2	1			1				
35	2	2					2		
36	2	3		1	1			1	
37	1	1			1				
38	2	1			1		1		
39	4								
40	4	1	2						
41	1	2		1	1				
42		1	1					1	
43	1							1	
44		3			3		2		
45	1								
46		3			1				
47		4			3				
48	1				1				
49	1	1			2		1		
50	2								

Tabelle 5c. Patienten Gruppe I (Autovaccine) Behandlung 1972/73. Häufigkeit der verschiedenen Keime in den Fistelabstrichen und Keimart, aus der die Autovaccine hergestellt wurde. Kontrollierte Studie

| Patienten-Ordnungszahl | Fistelabstriche | | | | | | | | Keim Autovaccine |
	Staph. aureus +	Pseud. aerug.	E. coli	Prot. mir.	Klebsiella	Enterobacter	Enterokokken	Sonstige	
51	6							2	Staph. aureus
52	4								Staph. aureus
53	8							2	Staph. aureus
54	7							4	Staph. aureus
55	5								Staph. aureus
56	8								Staph. aureus
57	7								Staph. aureus
58	5						1	1	Staph. aureus
	4					1	2	1	Staph. aureus
60	12			1			2	2	Staph. aureus
61	10	7			1	2			Pseud. aer.
62	7	8							Pseud. aer.
63		8							Pseud. aer.
64			1	4	3			1	Prot. mir.
65				5	4				Prot. mir.
66				5					Prot. mir.
67	1	1	6			1			E. coli
68	1	1	7		3			3	E. coli
69		1	5		2		1		E. coli
70	2	8				1			Enterokokken

Tabelle 5d. Patienten Gruppe IV (Placebo). Kontrollierte Studie. Häufigkeit der verschiedenen Keime in den Fistelabstrichen

Patienten-Ordnungszahl	Staph. aureus +	Pseud. aerug.	E. coli	Prot. mir.	Klebsiella	Enterobacter	Enterokokken	Sonstige	Placebo RPMI Medium
71	3								
72								3	
73	2								
74				2	3				
75	3								
76	2								
77	2								
78	2								
79		1			1				
80			1	2					

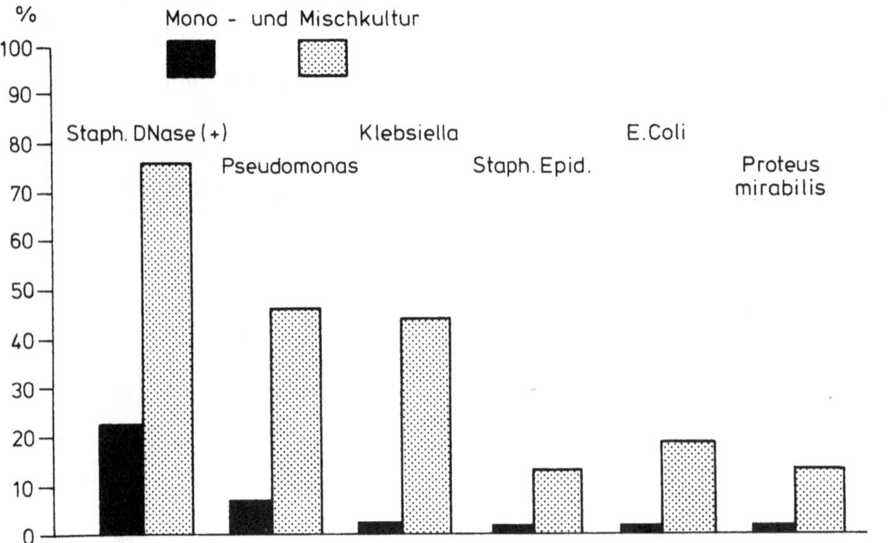

Abb. 8. Mono- und Mischkultur aus Fistelabstrichen bei 80 Patienten mit chronischer posttraumatischer Osteomyelitis

mende Keim. Pseudomonas aeruginosa stand mit 18,80% Häufigkeit an zweiter Stelle vor Klebsiella mit 11,36%. Achromobacter, Corynebakterien, Ewardsiella und Hefen kamen nur in Einzelfällen vor.

Die Keimverteilung bei chronischer posttraumatischer Osteomyelitis unterliegt einem kontinuierlichen Wechsel. Der Anteil von Staphylococcus aureus nahm in den letzten Jahren ab, während die Besiedelung durch gramnegative Keime gleichmäßig zunahm [61, 62, 136, 142, 248]. Plaue [248] berichtet, daß in einem Beobachtungszeitraum von 15 Jahren die Zahl der Staphylococcus aureus-Osteomyelitiden von 83,8% auf 51,9% zurückging. Dagegen nahmen die Pseudomonas aeruginosa-Infektionen von 3,5% auf 13,6% zu. Plaue [248] erklärt dies durch eine gezielte Antibioticatherapie gegen grampositive Keime bei therapeutischer Vernachlässigung der gramnegativen Flora. Diese Entwicklung mit der Zunahme von gramnegativen Keimen scheint noch nicht abgeschlossen zu sein, wie die oben angeführten Zahlen dieser Studie zeigen.

Das Keimmuster jedes einzelnen Patienten ist in Tabelle 5a-d aufgeführt. Die Zahlen geben an, in wievielen Abstrichen ein Keim gefunden wurde. Es lassen sich auch die Patienten ablesen, bei denen während des gesamten Beobachtungszeitraumes nur ein Keim gefunden wurde (Monoinfekt).

3.2.2.2 Misch- und Monokulturen. Bei mehreren Patienten wurde von Abstrich zu Abstrich ein anderer Keim gefunden mit Rückkehr zum Keim der ersten Untersuchung nach einigen Passagen mit anderen Keimen. Eine Selektion von Keimen bei der Abstrichentnahme ist unwahrscheinlich, da sofort in Nährbouillon überimpft wurde.

Die Keimkombination der 61 Mischkulturen ist in Abb. 8 aufgezeigt. Eine bestimmte gehäuft vorkommende Keimkombination war in unserem Material nicht erkennbar. Staphylococcus aureus kam zusammen mit 11 anderen Keimen vor (Pseud. aerug., Staph. epid., Enterobacter cloacae, Streptokokken β häm., Enterokokken, Ewardsiella, E. coli, Hefen), Staphylococcus aureus ist an 37 von 61 Mischkulturen beteiligt (60,6%).

Pseudomonas aeruginosa war an 24 von 61 Mischkulturen beteiligt (39,3%) zusammen mit anderen Keimen (Klebsiella, Staph. aureus, Staph. epid., E. coli). Klebsiella aer. war beteiligt an 12 von 61 Mischkulturen (19,6%) zusammen mit 4 anderen Keimen (Staph. aureus, Pseudom. aer., Proteus mir., E. coli).

Escherichia coli kam in 14 von 61 Mischkulturen vor (23,0%) zusammen mit 6 anderen Keimen (Staph. aureus, Klebsiella, Pseudom. aer., Citrobacter fr., Enterobacter cloacae). cloacae).

Klebsiella aer. war an 16 von 61 Mischkulturen beteiligt (26,2%) zusammen mit 4 anderen Keimen (Staph. aureus, Pseudom. aerug., E. coli, Proteus mir.). Staphylococcus epidermidis war in 7 von 61 Mischkulturen nachweisbar (11,47%). Proteus mirabilis kam in 7 von 61 Mischkulturen vor (11,47%). Enterobacter cloacae kam in 5 von 61 Mischkulturen vor (8,2%).

Einen Monoinfekt zeigten 18 Patienten. Nur bei 16 Patienten fanden sich in allen Abstrichen reine Monokulturen von Staphylococcus aureus (Ordnungszahlen 4, 28, 31, 32, 39, 45, 50, 52, 55, 56, 57, 73, 75, 76, 77, 78). Bei je einem Patienten fand sich regelmäßig eine Monokultur von Pseudomonas aeruginosa (Ordnungszahl 63) bzw. Proteus mirabilis (Ordnungszahl 66).

3.2.2.3 Keimwechsel während der oralen Autovaccinebehandlung. Während der 12wöchigen Beobachtung fand bei 8 der mit Autovaccine behandelten Patienten ein endgültiger Keimwechsel statt. In jedem Fall wechselte der Keim, der gleichzeitig als Autovaccinekeim verabreicht wurde. Im einzelnen handelte es sich um folgende Keimwechsel:

Patient	5	Keimwechsel	Staphylococcus aureus zu Pseudomonas aeruginosa
Patient	8	Keimwechsel	Staphylococcus aureus zu Pseudomonas aeruginosa
Patient	10	Keimwechsel	Staphylococcus aureus zu Pseudomonas aeruginosa
Patient	17	Keimwechsel	Pseudomonas aeruginosa zu Escherichia coli und Klebsiella
Patient	54	Keimwechsel	Staphylococcus aureus zu Achromobacter
Patient	60	Keimwechsel	Staphylococcus aureus zu Proteus mirabilis
Patient	61	Keimwechsel	Pseudomonas aeruginosa zu Staphylococcus aureus, Enterobacter und Klebsiella
Patient	65	Keimwechsel	Proteus mirabilis zu Klebsiella

In der Gruppe der Patienten, die nicht mit Autovaccine behandelt wurden, kam es zu 4 weiteren endgültigen Keimwechseln.

3.2.3 Serumkonzentration der Immunglobuline IgG, IgA, IgM und IgE bei chronischer posttraumatischer Osteomyelitis

3.2.3.1 Serumkonzentration der Immunglobuline IgG, IgA und IgM bei 68 Patienten mit chronischer posttraumatischer Osteomyelitis, ohne zusätzliche immunologische Behandlung. Chronische Infektionen zeigen Veränderungen der Immunglobuline. Die gemessenen Immunglobulinwerte wurden Normalwerten nach Becker [33, 34] gegenübergestellt. Diese Angaben beruhen auf der Untersuchung einer relativ großen Zahl von Normalpersonen und erlauben daher einen zuverlässigen Vergleich. Becker [33, 34] gibt folgende Normalwerte an:

	n	$\bar{x}$ mg/100 ml	S	V
IgG	150	1250	290	0,23
IgA	150	210	82	0,44
IgM	150	140	59	0,42

Es entspricht n 150 gesunden Normalpersonen, $\bar{x}$ Immunglobulin-Durchschnittswert in mg pro 100 ml Serum, S Standardabweichung und V Varianzkoeffizient.

Im Vergleich mit diesen Normalwerten ergaben sich folgende Immunglobulinveränderungen bei 68 Patienten mit chronischer posttraumatischer Osteomyelitis: Normale IgG-Werte fanden sich bei 35 Patienten (51,5%). Erhöhte IgG-Werte konnten bei 27 Patienten (39,7%) nachgewiesen werden, wobei der höchste Wert bei 2160 mg/100 ml lag. Auffallend war, daß 6 Patienten (8,8%) leicht erniedrigte IgG-Werte hatten. Der unterste Wert wurde mit 960 mg/100 ml gemessen.

Eine sehr ähnliche prozentuale Verteilung konnte für IgA aufgezeigt werden. Im Normbereich von IgA lagen 35 von 68 Patienten (55,9%). Erhöhte IgA-Serum-Spiegel fanden sich bei 28 Patienten (41,2%); es konnten Spitzenwerte von 640 mg/100 ml gemessen werden. Leicht erniedrigte IgA-Werte (100 mg/100 ml) wurden nur bei 2 Patienten (2,9%) nachgewiesen.

Die Serumkonzentrationen von IgM waren in über der Hälfte der 68 untersuchten Patienten (57,3%) nicht pathologisch verändert. Erhöhte IgM-Spiegel hatten 18 Patienten (26,5%); der Spitzenwert lag bei 450 mg/100 ml. Immerhin wiesen 11 Patienten (16,2%) gering erniedrigte IgM-Spiegel auf, der niedrigste Wert lag bei 50 mg/100 ml Serum.

Bei fast der Hälfte der untersuchten Patienten fanden sich pathologische Veränderungen der Immunglobuline IgG, IgA und IgM.

In der Mehrzahl lagen die Werte über der Norm. Dies gilt nicht nur für IgG, für das 39,7% erhöhte Werte gefunden wurden, wie es bei chronischen Infektionen erwartet wird, sondern auch für IgA mit sogar 41,2% erhöhten Werten und IgM mit 26,5% Werten über der Norm.

Auffallende Werte unter der Norm kamen dagegen wesentlich seltener vor.

3.2.3.2 Serumkonzentration der Immunglobuline IgG, IgA und IgM bei 20 Patienten der Gruppe III (Ordnungszahl 51–70) vor, während und nach der oralen Autovaccine-behandlung (Verlaufskontrolle)

3.2.3.3 Immunglobulin IgG (Abb. 9). Die Immunglobulinwerte vor der Vaccinetherapie können mit den Werten der bereits beschriebenen Patientengruppen verglichen werden. Es fanden sich für diese 20 Patienten im Durchschnitt ebenfalls erhöhte IgG-Spiegel vor Autovaccinebeginn von 1632,0 ± 109,2 mg/100 ml ($s\bar{x}$) entsprechend 187,7 ± 12,6 I.E./ 100 ml. Dies ist als eine Reaktion auf die chronische bakterielle Infektion zu werten.

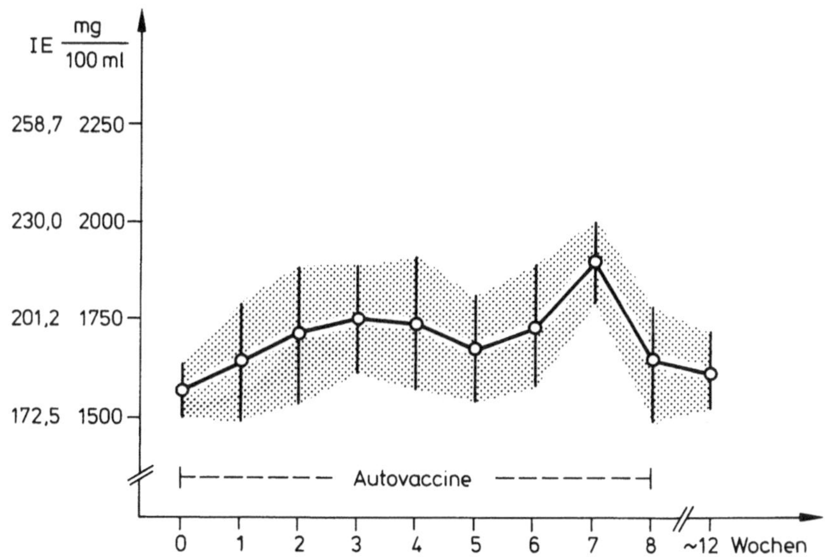

Abb. 9. Serumkonzentration von Immunglobulin IgG vor, während und nach der Auto-vaccinebehandlung bei 20 Patienten mit chronischer posttraumatischer Osteomyelitis dargestellt in mg/100 ml bzw. I.E./100 ml gegen die Zeit. Die Messungen wurden durch-geführt: vor Beginn der Autovaccinetherapie, dann wöchentlich 1mal über insgesamt 8 Wochen während der Therapie und an deren Ende. Pro Meßpunkt ist jeweils der mittlere Fehler des Mittelwertes angegeben

44

Während der Autovaccinetherapie kam es in der 7. Woche zu einem deutlichen Anstieg von IgG auf 1892,8 ± 104,7 ($\bar{x}$) mg/100 ml entsprechend 217,7 ± 12,0 I.E./100 ml. Dieser Anstieg ist verglichen mit dem Wert vor der Vaccination nicht signifikant (p < 0,05) und im Vergleich zu einem Normalkollektiv nach Becker [33, 34] nicht signifikant (p < 0,005).

In der 8. Behandlungswoche normalisierte sich jedoch der Serum-IgG-Spiegel innerhalb dieser Patientengruppe. Ein direkter Einfluß der Autovaccinetherapie auf den IgG-Wert der Woche 7 kann also nur bedingt angenommen werden.

3.2.3.4 Immunglobulin IgA.

Die graphische Darstellung der Verlaufswerte von IgA (Abb. 10) unter der Autovaccinetherapie erfolgt in gleicher Weise wie bei IgG (Abb. 9).

Die Ausgangswerte für IgA vor der Autovaccinetherapie lagen im Bereich der Normalverteilung nach Becker [33, 34] mit einem Durchschnittswert von 276,0 ± 20,6 mg/100 ml entsprechend 164,2 ± 12,3 I.E./100 ml. Innerhalb der 1. Woche der Vaccinebehandlung kam es zu einem leichten nicht signifikanten IgA-Anstieg mit nachfolgender Normalisierung in der 2. und 3. Woche. In der 4. Woche der Vaccinegabe lag der Serum-IgA-Spiegel deutlich höher, bei 388,0 ± 44,6 mg/100 ml entsprechend 230,8 ± 26,5 I.E./100 ml. Dieser Anstieg ist im Vergleich zum Ausgangswert nicht signifikant (p < 0,025). Der IgA-Spiegel blieb während der nächsten 4 Behandlungswochen leicht (nicht signifikant) erhöht. Nach Ende der Autovaccinetherapie wurde ein Wert im Normbereich gemessen. Inwieweit der Anstieg von IgA im Serum mit einer IgA-Mehrproduktion nach oraler Aurovaccination erklärbar ist, muß dahingestellt bleiben. Diese Frage ließe sich nur klären, wenn man durch

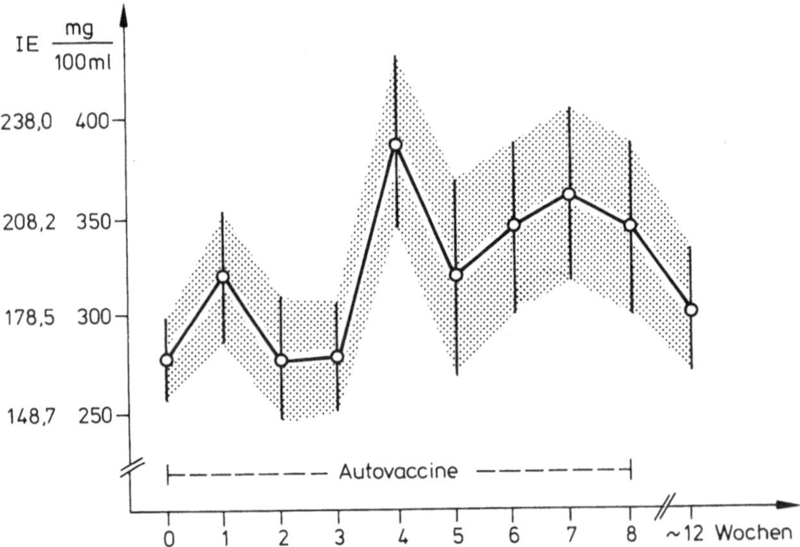

Abb. 10. Serumkonzentration von Immunglobulin IgA vor, während und nach der Autovaccinebehandlung bei 20 Patienten mit chronischer posttraumatischer Osteomyelitis dargestellt in mg/100 ml bzw. I.E./100 ml gegen die Zeit. Die Messungen wurden vor Beginn der Autovaccinegabe durchgeführt, jede Woche also insgesamt 8mal während der Autovaccinetherapie und 14 Tage nach Autovaccineende. Pro Meßpunkt ist jeweils der mittlere Fehler des Mittelwertes angegeben

eine einfache Testmethode das sekretorische Fc-Bruchstück des im Darm entstandenen IgA identifizieren könnte.

3.2.3.5 Immunglobulin IgM (Abb. 11). Vor Autovaccinebeginn lagen die Durchschnittswerte für IgM bei 143,0 ± 15,5 mg/100 ml entsprechend 164,5 ± 17,8 I.E./100 ml. In der ersten Behandlungswoche stiegen die IgM-Spiegel verglichen mit dem Ausgangswert an (p < 0,01). Nach einer Normalisierung bis zur 6. Woche kam es in der 7. und 8. Woche zu einem erneuten IgM-Anstieg (8. Woche zum Leerwert p < 0,005). Der Anstieg in der 1. Woche der oralen Vaccination ist als Sofortreaktion auf die Antigenexposition zu deuten. Der biphasische Kurvenverlauf mit einem zweiten Gipfel in der 8. Woche ist typisch für eine enterale Antigenexposition. Nach Werner [323] kommt es zu einer Sofortreaktion mit Freisetzung von praeformierten IgM und innerhalb der nächsten Woche zu einer erneuten Aktivierung von IgM-produzierenden Plasmazellen in der Wand des Dünndarms. Diese Plasmazellen setzen nach einem unterschiedlichen Zeitintervall weiteres IgM frei.

3.2.3.6 Serumkonzentration der Immunglobuline IgG, IgA und IgM bei 10 Patienten der Gruppe IV (Kontrollgruppe, Ordnungszahlen 71–80) vor, während und nach einer oralen Placebogabe. Die Immunglobulinbestimmungen wurden vor, in der 3. und 6. Woche und 14 Tage nach der Placebogabe durchgeführt.

3.2.3.7 Immunglobulin IgG (Abb. 12). Vor der Placebogabe fand sich ein Durchschnittswert des Serum-IgG von 1436,0 ± 71,7 mg/100 ml entsprechend 165,1 ± 8,3 I.E./100 ml. Dieser Wert liegt über den Normalwerten, wie sie von Becker [33, 34] angegeben werden. Ein Unterschied zum Ausgangswert der Autovaccinegruppe besteht nicht.

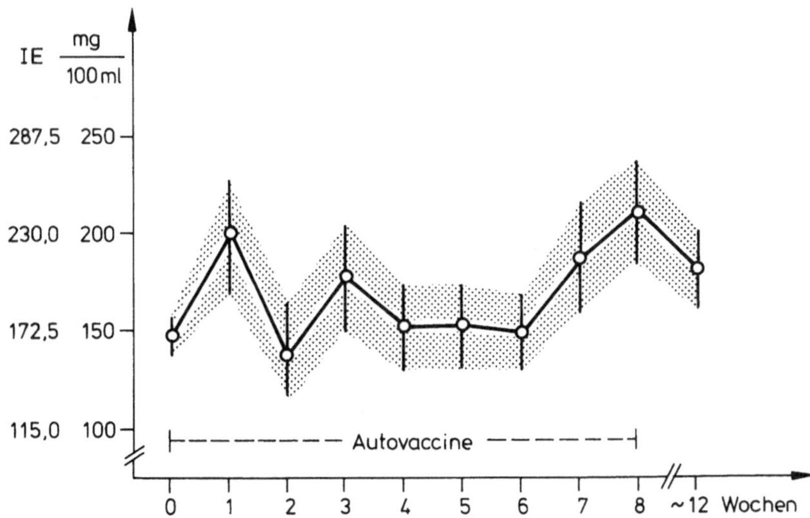

Abb. 11. Serumkonzentrationen von Immunglobulin IgM vor, während und nach der Autovaccinebehandlung bei 20 Patienten mit chronischer posttraumatischer Osteomyelitis dargestellt in mg/100 ml bzw. I.E./100 ml gegen die Zeit. Die Messungen wurden vor Beginn der Autovaccinegabe durchgeführt, jede Woche also insgesamt 8mal während der Autovaccinetherapie und 14 Tage nach Autovaccineende. Pro Meßpunkt ist jeweils der mittlere Fehler des Mittelwertes angegeben

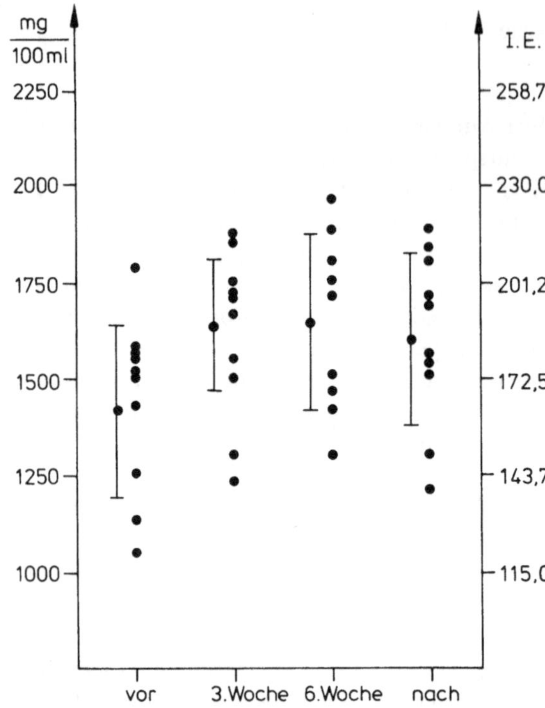

Abb. 12. Serumkonzentration von Immunglobulin IgG in der Placebogruppe IV (10 Patienten) vor, während (in der 3. bis 6. Woche) und nach der Placebogabe. Es sind dargestellt die Einzelwerte (Punkte), die Durchschnittswerte und der mittlere Fehler des Mittelwertes für die 4 Untersuchungszeiträume

Die Ergebnisse der vier zeitlichen Meßpunkte wurden in allen möglichen Kombinationen untereinander verglichen (t-Test bei paarigen Stichproben). Eine scheinbare IgG-Zunahme fand sich zwischen dem Wert vor Therapiebeginn und in der 6. Woche der Placebogabe (p < 0,05). Insgesamt ergab der Vergleich der 4 Untersuchungszeiträume untereinander keine signifikante Veränderung der IgG-Serumwerte unter der Placebogabe. Wegen des bereits pathologisch erhöhten IgG-Spiegels zu Autovaccinebeginn bzw. vor der Placebogabe konnte auch kein signifikanter Unterschied dieser beiden Gruppen gezeigt werden.

3.2.3.8 Immunglobulin IgA (Abb. 13). Vor der Gabe von Placebo fand sich ein Durchschnittswert von 336,9 ± 49,8 mg/100 ml ($s\overline{x}$) entsprechend 200,5 ± 29,6 I.E./100 ml.

Wie die graphische Darstellung der Einzel- und Durchschnittswerte in Abb. 13 zeigt, kam es während und nach der Placebogabe zu keiner Veränderung des Serum-IgA-Spiegels. Der Vergleich der IgA-Werte der Placebogruppe mit denen der Autovaccinegruppe ergab jedenfalls keine signifikanten Unterschiede. Dabei muß jedoch berücksichtigt werden, daß die IgA-Werte unter der Autovaccinetherapie eine bestimmte Kinetik zeigten (Abb. 10), während die IgA-Spiegel unter Placebogabe sich in keinem der Meßpunkte unterscheiden.

3.2.3.9 Immunglobulin IgM (Abb. 14). Vor der Placebogabe fand sich ein Durchschnittswert von 136,8 ± 16,6 mg/100 ml ($s\overline{x}$) entsprechend 157,3 ± 19,1 I.E./100 ml. Dieser IgM-Spiegel lag im Normbereich nach Becker [33, 34] und war damit vergleichbar den Ausgangswerten für IgM, die bei den Patienten gemessen wurden, die oral mit Autovaccine behandelt wurden. Unter der Placebogabe blieb eine gleichmäßige Konzentration der IgM-

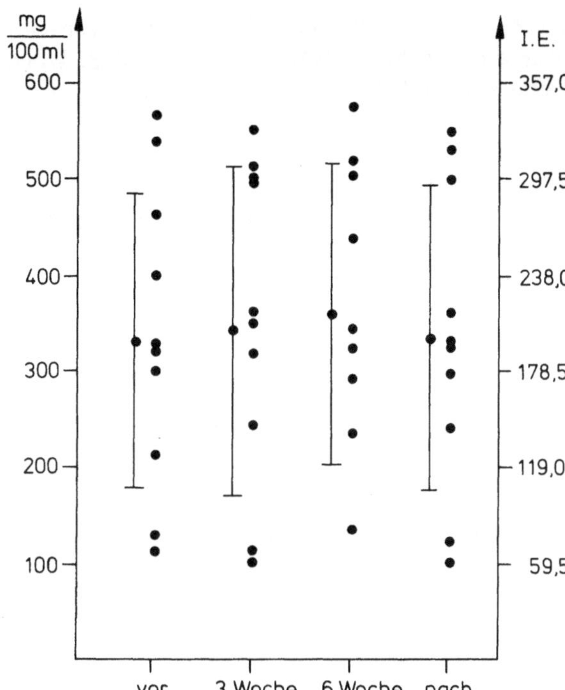

Abb. 13. Serumkonzentration von Immunglobulin IgA in der Placebogruppe IV (10 Patienten) vor, während (in der 3. bis 6. Woche) und nach der Placebogabe. Es sind dargestellt die Einzelwerte (Punkte), die Durchschnittswerte und der mittlere Fehler des Mittelwertes für die 4 Untersuchungszeiträume

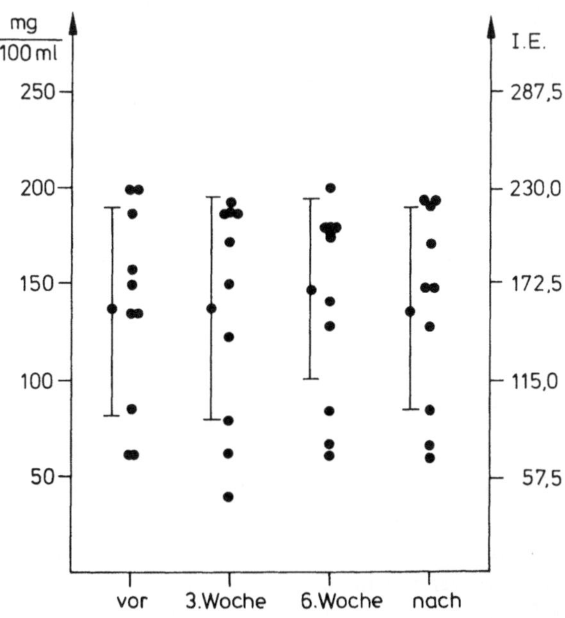

Abb. 14. Serumkonzentration von Immunglobulin IgM in der Placebogruppe IV (10 Patienten) vor, während (in der 3. bis 6. Woche) und nach der Placebogabe. Es sind dargestellt die Einzelwerte (Punkte), die Durchschnittswerte und der mittlere Fehler des Mittelwertes für die 4 Untersuchungszeiträume

Spiegel erhalten. Der Vergleich der IgM-Konzentrationen der Placebogruppe mit dem Ansteigen von Serum-IgM in der 1. und 8. Woche der oralen Autovaccinebehandlung zeigt daher deutliche Unterschiede.

3.2.3.10 Serumkonzentrationen von Immunglobulin IgE vor, während und nach der oralen Autovaccinebehandlung bzw. Placebogabe.

IgE ist an der Immunreaktion Typ I (Sofortreaktion) beteiligt [154, 155]. Die normale Serumkonzentration liegt nach Lamerz [179, 180] für Erwachsene zwischen 100–500 mg/ml bzw. 80–200 E/ml. Die IgE-Bestimmung wurde bei den Patienten der Gruppe III orale Autovaccinebehandlung und IV Placebogabe (Ordnungszahlen 51–70 und 71–80) mit dem Radioimmuntest Phadebas IgE PRIST (Fa. Pharmacia/Uppsala) durchgeführt.

Die Messung erfolgte vor Autovaccine- bzw. Placebogabe in der 6. Behandlungswoche und 14 Tage nach Ende dieser Therapie.

Wie die Tabelle 6 zeigt, wurden von Patient zu Patient stark streuende Serumspiegel gefunden. Ein direkter Einfluß der Autovaccinegabe auf die statistisch ermittelte IgE-Konzentration ergab sich nicht. Es wurden daher die IgE-Werte von Patienten mit deutlicher klinischer Besserung verglichen mit den Werten von Patienten, deren Krankheitsbild sich unter Autovaccinegabe nicht änderte.

In der Tabelle 7 sind die Mittelwerte von IgE für 10 Patienten mit deutlicher Besserung und 6 Patienten mit unverändertem Status gegenübergestellt, wobei jeweils der höchste und niedrigste Wert nicht berücksichtigt wurde.

Es fällt auf, daß in der Gruppe der Gebesserten normale IgE-Spiegel gefunden wurden. Die Patienten, die unter der Vaccinetherapie keine Besserung zeigten, hatten bereits pathologisch erhöhte Ausgangswerte und behielten diesen IgE-Spiegel bei.

In einer Vierfeldertafel (Fisher-Test) wurden nun 12 gebesserte Patienten (Ordnungszahlen 52, 53, 55, 56, 57, 58, 59, 65, 66, 67, 68, 69) unter Einschluß der Extremwerte 8 unveränderten Patienten (Ordnungszahlen 51, 54, 60, 61, 62, 63, 64, 70) ebenfalls unter Einschluß der Extremwerte gegenübergestellt. Es ergab sich folgende Funktion:

	IgE normal	IgE pathol.		IgE normal	IgE pathol.
gebessert	11	1		11	1
unver- ändert	4	4		4	4
	vor Autovaccine			nach Autovaccine	

p einseitig $< 0,05$ und p zweiseitig $< 0,1$

Unter Berücksichtigung der geringen Fallzahlen scheint dieser Befund doch gewisse hypothetische Überlegungen anzuregen.

Bei der einen Gruppe von Patienten mit chronischer posttraumatischer Osteomyelitis könnte es sich um eine allergische Reaktionslage handeln, während die andere Gruppe diese Disposition nicht zeigt. Ob sich hieraus ein wünschenswertes Auswahlkriterium für eine erfolgversprechende Autovaccinetherapie ergeben könnte, müßte durch eine große Zahl weiterer Untersuchungen abgeklärt werden.

Tabelle 6. Serumkonzentration von Immunglobulin IgE bei 20 Patienten (Ordnungszahl 51–70) vor, während und nach der Autovaccinebehandlung und bei 10 Patienten (Ordnungszahl 71–80) vor, während und nach der Placebobehandlung in I.E./ml

Patienten-Ordnungszahl	vor	4. Woche Autovaccine	nach
51	54	66	54
52	54	33	24
53	36	29	20
54	380	590	680
55	5,8	4,8	5,9
56	760	540	370
57	30	28	27
58	< 95	< 0,5	< 0,5
59	98	60	48
60	9	7	6,1
61	3	3,1	3,3
62	8,4	8,5	3,9
63	660	840	—
64	1500	1600	1550
65	8,6	12	12
66	7,8	5,2	6
67	9	7,8	9
68	4,7	4	3,7
69	4	3,5	4,1
70	230	115	100
		Placebo	
71	82	58	56
72	52	45	47
73	15	8,8	12
74	20	—	12
75	190	170	150
76	2600	1550	1750
77	26	27	26
78	5	11,5	11,8
79	28	14	9
80	82	36	34

Tabelle 7. Verhalten der Serumkonzentrationen von Immunglobulin IgE vor, während und nach oraler Autovaccinebehandlung; Vergleich von Patienten, deren Status sich klinisch gebessert hatte mit Patienten, deren Krankheitsbild unverändert blieb

	gebessert	unverändert
Patienten	10	6
vor	25,79 ± 9,63 I.E.	223,57 ± 105,84 I.E.
während	16,10 ± 6,85 I.E.	180,50 ± 126,14 I.E.
nach	15,97 ± 4,45 I.E.	280,67 ± 153,66 I.E.

3.2.4 Antistaphylolysin-Titer AStaL

Durch die Bestimmung des Antistaphylolysin-Titers sollte ein Teil der spezifischen humoralen Immunität bei Staphylokokkeninfektionen erfaßt werden.

Die AStaL-Titer wurden bei allen 18 Patienten der 1. Autovaccinegruppe (Ordnungszahlen 1–18) und bei allen 30 Patienten der 2. Autovaccine- bzw. Placebogruppe (Ordnungszahlen 51–70 und 71–80) bestimmt. Die Messungen wurden vor und nach der jeweiligen Therapie durchgeführt.

Tabelle 8. Vergleich der Antistaphylolysin-Titer vor und nach oraler Autovaccinetherapie mit dem klinischen Behandlungsergebnis, ausgedrückt in Punkten, ebenfalls vor und nach der Behandlung
Δ vor/nach = Besserung in Punkten

Patienten-Ordnungszahl	Autovaccine-Keim	Antistaphylolysintiter		Behandlungsergebnis		Δ vor/nach
		vor	nach	vor	Punktezahl nach	
		Autovaccine			Autovaccine	
		I.E./ml	I.E./ml		5 Jahre	Besserung
1	Staph. aureus	1,0	1,0	59	16	43
2	Staph. aureus	1,5	0,75	94	34	60
3	Staph. aureus	1,0	0,5	100	† Herzinfarkt	
4	Staph. aureus	0,5	0,5	50	16	34
5	Staph. aureus	4,0	3,0	100	60	40
6	Klebsiella	6,0	3,0	94	8	86
7	Staph. aureus	4,0	1,5	100	16	84
8	Staph. aureus	3,0	2,0	54	~8	~46
9	Klebsiella	2,0	2,0	76	8	68
10	Pseud. aerug.	1,25	0,5	100	8	92
11	Staph. aureus	2,0	2,0	97	16	81
12	Staph. aureus	3,0	2,0	97	8	89
13	Klebsiella	1,5	1,0	76	?	?
14	E. coli	2,0	1,0	94	0	94
15	Proteus mir.	0,5	0,25	80	8	72
16	Pseud. aerug.	1,0	1,0	54	44	10
17	Pseud. aerug.	4,0	1,5	84	16	68
18	Staph. aureus	2,0	1,0	100	8	92

Die Gesamtergebnisse sind in den Tabellen 8 und 9 wiedergegeben. In dieser Aufstellung sind zum Vergleich die Gesamtpunktezahlen aus äußeren Wundverhältnissen, Röntgenbefunden und BKS mit dargestellt (s. Kapitel 3.2.9). Dieser Vorgriff auf das Kapitel „Klinische Ergebnisse" scheint gerechtfertigt, da der Antistaphylolysin-Titer den klinischen Verlauf der Erkrankungen gut widerspiegeln soll [119]. Es sind angegeben die Punkte vor der Behandlung, nach der Behandlung und die Differenz aus beiden Zahlen. Die Differenz der Punkte vor, zu nach der Behandlung gibt die Besserung des klinischen Befundes wieder. Bei der Gruppe I, deren Patienten eine orale Autovaccinebehandlung erhalten hatte

Tabelle 9. Vergleich der Antistaphylolysin-Titer vor und nach oraler Autovaccine- bzw. Placebogabe mit dem klinischen Behandlungsergebnis, ausgedrückt in Punkten, ebenfalls vor und nach der Behandlung
Δ vor/nach = Besserung in Punkten

Patienten-Ordnungszahl	Autovaccine-Keim	Antistaphylolysintiter		Behandlungsergebnis	Punktezahl	Δ vor/nach
		vor Autovaccine	nach Autovaccine	vor	nach Autovaccine	
		I.E./ml	I.E./ml			Besserung
51	Staph. aureus	64	32	100	48	52
52	Staph. aureus	2	2,6	100	16	84
53	Staph. aureus	1,3	16	100	28	72
54	Staph. aureus	32	8	95	44	51
55	Staph. aureus	8	5,3	94	30	64
56	Staph. aureus	0,5	0,5	82	10	72
57	Staph. aureus	0,6	0,175	88	10	78
58	Staph. aureus	4	2	100	18	82
59	Staph. aureus	4	8	100	26	74
60	Staph. aureus	4	4	76	32	44
61	Pseud. aerug.	5,3	2	100	56	44
62	Pseud. aerug.	1	5,3	100	62	38
63	Pseud. aerug.	2	2	55	0	55
64	Proteus mir.	1	1	58	~20	~38
65	Proteus mir.	2	2	76	0	76
66	Proteus mir.	1	1	83	10	73
67	E. coli	2	2	94	8	86
68	E. coli	0,5	0,5	94	~0	~94
69	E. coli	0,25	0,25	88	16	72
70	Enterokokken	1	1	58	20	38
	Placebo					
71	Placebo	1	1	100	48	52
72	Placebo	1,3	1,3	66	58	8
73	Placebo	2	2	75	40	35
74	Placebo	1,3	1,3	84	78	6
75	Placebo	4	4	94	78	16
76	Placebo	10,6	10,6	88	30	58
77	Placebo	16	16	68	88	~20
78	Placebo	10,6	10,6	94	62	32
79	Placebo	2	0,3	68	68	0
80	Placebo	4	4	68	58	10

Tabelle 10. Der Verlauf des Antistaphylolysin-Titers bei Patienten, die oral mit Staphylokokken-Autovaccine oder mit Autovaccine aus anderen Keimen behandelt wurden, und bei einer Gruppe von Patienten, die Placebo erhalten hatten

	fällt	steigt	unverändert
Autovaccine aus Staph. aureus + n = 23	14 = 61%	2 = 9%	7 = 30%
Autovaccine aus anderen Keimen n = 15	6 = 40%	1 = 7%	8 = 53%
Placebo n = 10	1 = 10%	— —	9 = 90%

(Ordnungszahlen 1−18), beträgt das zeitliche Intervall 5 Jahre; es sind also Langzeitergebnisse aufgezeigt. Bei der Gruppe III orale Autovaccinebehandlung und IV orale Placebogabe wurden die Messungen vor und 14 Tage nach Ende der Autovaccine- bzw. Placebogabe durchgeführt. In der Tabelle ist zusätzlich angegeben, bei welchen Patienten im Fistelabstrich vor der Behandlung Staphylococcus aureus nachgewiesen wurde, und welche Patienten eine Staphylokokken-Autovaccine erhalten hatten.

Insgesamt fanden sich bei 18 von 48 Patienten pathologische AStaL-Titer, d.h. Werte über 2 I.E./ml vor der Vaccine- bzw. Placebogabe.

Unter der Autovaccinetherapie kam es bei 20 von 38 Patienten zu einem Titerabfall, bei 3 Patienten zu einem Anstieg, bei 15 Patienten blieben die Ausgangstiter erhalten.

In der Placebogruppe fanden sich 9 gleichbleibende AStaL-Titer und ein Titerabfall. 23 von 38 Patienten erhielten oral eine Staphylococcus aureus-Autovaccine. Es kam bei 20 dieser Patienten zu einem AStaL-Titerabfall (s. Tabelle 10), 3 Patienten zeigten einen Titeranstieg, bei 15 Patienten änderte sich der AStaL-Titer unter der Vaccinetherapie nicht. Bei 10 Patienten konnte in keinem Fistelabstrich Staphylococcus aureus nachgewiesen werden (Ordnungszahl: 16, 63, 64, 65, 66, 69, 72, 79, 80). Bei 9 dieser 10 Patienten fanden sich normale AStaL-Werte, bei einem Patienten eine leichte Erhöhung auf 4 I.E./ml. Nur einer dieser Patienten zeigte im Verlauf einen Titerabfall von 2 auf 0,3 I.E./ml.

Auffallend war, daß von 38 Patienten mit manifestem Staphylokokkeninfekt nur 18 Patienten einen über 2 I.E./ml erhöhten AStaL-Titer zeigten. Bei 5 dieser Patienten lag der AStaL-Titer unter 1 I.E./ml. Inwieweit diese fehlende AStaL-Reaktion bei manifester Infektion pathogenetische Bedeutung hat, ist bisher nicht geklärt. Eine direkte Beziehung zwischen floridem chronischen Staphylokokkeninfekt und der Höhe des AStaL-Titers konnte nicht gefunden werden. Obwohl der AStaL-Titer unter Staphylococcus aureus-Autovaccinebehandlung in 61% einen Abfall zeigte, konnte keine Korrelation zwischen AStaL-Reaktion und klinischer Besserung errechnet werden.

3.2.5 Bakterienagglutination

Nach bakteriellen Infektionen werden häufig spezifische Agglutinine im Serum gefunden. Diese agglutinierenden Antikörper können nach Gruber-Widal [zit. n. 127] in der Bakterienagglutination nachgewiesen werden.

Bei begeißelten Bakterien (z.B. Pseudomonas aeruginosa) ist zu unterscheiden zwischen einer H-Agglutination der Geißelantigene und einer O-Agglutination der Soma-Oberflächenantigene. In den entsprechenden Seren wurden nur O-Soma-Agglutinationen durchgeführt [127, 157].

Tabelle 11. Bakterienagglutination mit dem autologen Staphylococcus aureus bei 10 Patienten (Ordnungszahl 51–60) mit Staphylokokken-Osteomyelitis vor, während und nach der oralen Vaccination (Titerstufen)

	$\bar{x}$	Sx	$S\bar{x}$
vor	6,40	0,70	0,22
1. Woche	6,67	0,52	0,21
2. Woche	6,57	0,79	0,30
3. Woche	6,75	0,46	0,16
4. Woche	6,75	0,50	0,25
5. Woche	6,88	0,83	0,30
6. Woche	7,60	0,55	0,24
7. Woche	7,00	1,00	0,45
8. Woche	7,00	1,00	0,58
nach	6,75	0,71	0,25

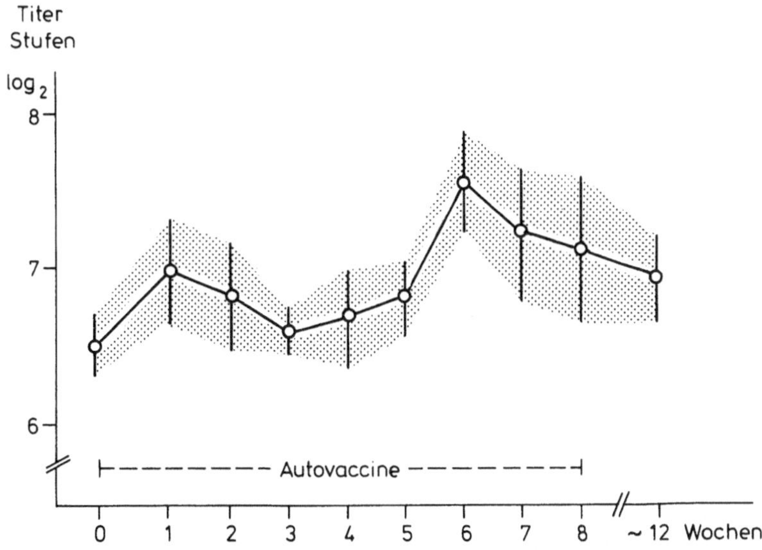

Abb. 15. Bestimmung der Bakterienagglutination vor, während und nach der oralen Autovaccinebehandlung bei 20 Patienten der Gruppe III (Ordnungszahlen 51–70)

Tabelle 12. Bakterienagglutination mit dem entsprechenden Fistelkeim bei 10 Patienten (Ordnungszahl 71–80) vor, in der 3. und 5. Woche und nach oraler Placebogabe (Titerstufen)

	$\bar{x}$	Sx	$S\bar{x}$
vor	6,60	1,65	0,52
3. Woche	6,56	1,67	0,56
5. Woche	6,40	1,51	0,48
nach	6,50	1,72	0,54

Es wird im folgenden über Ergebnisse der Bakterienagglutination bei allen Patienten der Gruppe III, die eine orale Autovaccinebehandlung erhalten hatten (Ordnungszahlen 51–70) und der Patienten der Gruppe IV, die eine Placebogabe erhalten hatten (Ordnungszahlen 71–80) berichtet.

Als Antigen wurde der Keim verwendet, der auch zur Herstellung der Autovaccine des entsprechenden Patienten diente. Bei den Patienten der Placebogruppe wurde der vorherrschende autologe Keim als Antigen benutzt.

Tabelle 11 zeigt die Werte ($\bar{x}$, Sx, $S\bar{x}$) der Agglutinations-Titer der 10 mit Staphylococcus aureus-Autovaccine behandelten Patienten. Im Verlauf der Vaccination kam es bis zur 6. Woche zu einem kontinuierlichen Anstieg um 1,20 Titerstufen. Anschließend fielen die Titer leicht ab, um bei der Nachkontrolle post vaccinationem den Ausgangswert wieder erreicht zu haben.

Ein ähnliches Bild ergaben die Agglutinations-Titer aller 20 mit Autovaccine behandelten Patienten (Abb. 15). Auch hier fand bis zur 6. Woche ein gleichmäßiger Anstieg um eine Titerstufe statt.

Dagegen kam es in der Placebogruppe während der Beobachtungszeit zu keinen Veränderungen. Die Titer schwankten um maximal ± 0,13 Stufen (Tabelle 12).

Da der Anstieg um 1,20 Titerstufen unter der oralen Autovaccinebehandlung nicht signifikant ist, kann nur vermutet werden, daß durch die orale Gabe von Staphylokokken-Antigenen die entsprechenden Titer ansteigen können. Kommt es im weiteren Verlauf zu einem Verbrauch der Agglutinine im Serum, so fallen die Titer erneut ab, was mit einer klinischen Besserung einhergehen kann. Hinzu kommt, daß Antikörperanstiege im Serum nach enteraler Antigenexposition nicht regelmäßig und auch nicht so hoch zu erwarten sind wie nach parenteraler Antigengabe [38, 39, 187, 261, 259].

In der Gruppe IV, deren Patienten (Ordnungszahlen 71–80) eine Placebogabe erhalten hatten, ergab sich bei der 12wöchigen Beobachtung keinerlei Veränderung der Titer der Bakterienagglutination. Dies dürfte ein weiterer Hinweis sein, daß die Titeranstiege bei mit Autovaccine behandelten Patienten durch die orale Antigenexposition bedingt sind.

3.2.6 Intracutantest

Im Intracutantest kann relativ einfach zwischen einer humoralen Reaktion vom Soforttyp und einer zellulären Reaktion vom verzögerten Typ unterschieden werden.

Tabelle 13. Ergebnisse der Intracutanreaktion mit verschiedenen Test-antigenen bei Patienten der Gruppe I (Autovaccinebehandlung) und der Gruppe II (Kontrolle) mit den Ordnungszahlen 1–50

	Patienten	Intracutanreaktion		
Testantigen		sofort	verzögert	negativ
Staph. aureus	44	24	6	14
Pseudomonas aeruginosa	26	11	6	9
Staphylococcus epidermidis	27	2	4	21
steriles Wundsekret	36	9	18	9

Als Antigenlösungen wurden die folgenden Standardantigene der Fa. Beecham verwendet: Staphylococcus aureus No. 2203, Staphylococcus epidermidis No. 2504, Pseudomonas aeruginosa No. 2502. Bei einigen Patienten wurde autologes Wundsekret ultrazentrifugiert (100 000 g, 120 min.), der Überstand Millipore filtriert und mit der erhaltenen Lösung intracutan getestet.

Der Intracutantest wurde bei den Patienten der Gruppe I (Autovaccine, Ordnungszahl 1–18) und der Gruppe II (Kontrollen, Ordnungszahl 19–50) durchgeführt (Tabelle 13).

Bei 24 von 44 Patienten (54,6%) fand sich eine Sofortreaktion gegen Staphylococcus aureus, bei 6 Patienten (13,6%) eine Spätreaktion. 14 Patienten (31,8%) hatten auf das Testantigen keine lokale Reaktion.

Ähnliche Verhältnisse fanden sich bei der Verwendung von Pseudomonas aeruginosa als Testantigen. 21 von 27 mit Staphylococcus epidermidis-Antigen getesteten Patienten zeigten keine Intracutanreaktion. Staphylococcus epidermidis soll eine geringe pathogenetische Bedeutung für die chronische posttraumatische Osteomyelitis haben [137]. Die nur bei 6 Patienten feststellbare Intracutanreaktion bestätigt dies.

Ein auffallendes Ergebnis des Intracutantestes wurde festgestellt, wenn steriles Wundsekret als Testantigen verwendet wurde. Bei 18 von 36 Patienten (50%) war eine „delayed type hypersensitivity" zu beobachten, während bei 9 Patienten (25%) eine Sofortreaktion und bei weiteren 9 Patienten (25%) keinerlei Reaktion eintrat.

Tabelle 14. Ergebnisse der Intracutanreaktion bei 36 Patienten mit Staphylokokken-Osteomyelitis der Gruppe I (Autovaccinebehandlung) und der Gruppe II (Kontrollen) innerhalb der Ordnungszahlen 1–50. Testantigen: Staphylococcus aureus-Antigen und steriles autologes Wundsekret

	Patienten	Intracutanreaktion		
Testantigen		sofort	verzögert	negativ
Staph. aureus	36	19 = 52%	7 = 19%	10 = 29%
steriles Wundsekret	36	9 = 25%	18 = 50%	9 = 25%

Beim Vergleich der Reaktionen von 36 Patienten, die an einer Staphylokokken-Osteo-myelitis litten, auf Staphylokokken-Antigen und steriles Wundsekret (Tabelle 14), fand sich eine hohe Rate (52%) humoraler Sofortreaktion auf das Staphylokokken-Antigen bei einer ebenso hohen Rate (50%) an zellulärer Spätreaktion auf steriles Wundsekret als Antigen.

Aus diesen sehr unterschiedlichen Reaktionstypen der Patienten mit Staphylokokken-Osteomyelitis läßt sich folgern, daß es verschiedene immunologische Verlaufsformen der Krankheit gibt: Langdauernde, ausgedehnte Fisteleiterungen boten mehr den Typ der Spätreaktion, während die leichteren Verlaufsformen zur Sofortreaktion neigten [269].

Weiterhin wurde diese Hypothese durch die Ergebnisse der Lymphocytentransformation gestützt.

3.2.7 Lymphocytentransformation

Die körpereigene antibakterielle Infektabwehr beruht nicht nur auf humoralen Mechanismen, sondern auch auf zellulären Reaktionen und deren Kombination. Die quantitative Bestimmung der in vitro-Lymphocytentransformation wurde nach der Methode von Junge [161] durchgeführt. Mit folgenden Substanzen wurde in verschiedenen Konzentrationen stimuliert:

Tabelle 15. Ergebnisse der Lymphocytenstimulation in vitro mit PHA und α-Staphylolysin bei 25 Patienten mit Staphylokokken-Osteomyelitis verglichen mit Antistaphylolysin-Titer und Intracutantest

Patienten Ordnungszahl	Lymphocytentransformation		Antistaphylolysin-Titer	Intracutan-test
	PHA IpM	α-Staphylolysin Rate		
6	59	0,6	6,0	sofort
4	48	0,7	0,5	sofort
39	58	0,8	10,6	sofort
11	60	0,9	2,0	negativ
5	35	1,0	3,0	spät
15	134	1,1	0,5	negativ
34	56	1,3	4,0	sofort
26	103	1,4	3,0	—
7	377	2,6	—	negativ
27	31	2,8	1,5	sofort
17	206	3,2	1,25	sofort
10	52	3,2	—	negativ
13	152	3,4	1,5	—
14	40	4,8	2,0	negativ
35	120	5,8	0,6	spät
1	58	6,0	1,5	spät
8	75	6,6	1,5	spät
3	226	8,3	1,0	sofort
24	69	13,4	2,0	spät
Kontrollen n = 35	72 ± 12	1,2 ± 0,4	1,2 ± 0,3	

PHA – P   Fa. Difco/Hamburg (unspezifisch)
α-Staphylolysin   Fa. Behringwerke/Marburg (spezifisch)

Der Einbau von 3-H-Thymidin wurde nach 3 bzw. 6 Tagen Kulturdauer in einem Flüssigkeitsszintillationszähler (Fa. Packard/Frankfurt) gemessen und mit nicht stimulierten Kontrollen verglichen. Nach dem t-Test waren Stimulationsraten von > 2,5 mit einer Irrtumswahrscheinlichkeit < 1% signifikant.

Tabelle 15 zeigt den Vergleich von Lymphocytentransformation, Antistaphylolysin-Titer und Intracutantest bei 25 Patienten mit Staphylokokken-Osteomyelitis. Bei 11 von diesen 25 Patienten fand sich eine erhöhte Stimulationsrate mit α-Staphylolysin. Eine Beziehung zwischen Lymphocytentransformation mit PHA und α-Staphylolysin ergab sich nicht.

Der Antistaphylolysin-Titer gibt einen Teil der spezifischen humoralen antibakteriellen Immunität wieder. Er lag insgesamt niedriger in der Gruppe der Patienten, die eine hohe in vitro-Stimulierbarkeit der Lymphocyten hatten.

Eine gute Korrelation zeigte der Intracutantest und die Lymphocytentransformation. Patienten mit einer „delayed type hypersensitivity" im Intracutantest hatten auch eine hohe Transformationsrate (6,5). Patienten mit humoraler oder negativer Intracutanreaktion hatten signifikant niedrigere Transformationsraten.

3.2.8 Fieberkurve, BKS, Leukocyten und Elektrophorese

Durch die Untersuchung von BKS, peripheren Leukocyten, Serumelektrophorese und Fieberkurven sollte geklärt werden, welche spezifischen Hinweise mit diesen einfachen Hilfsmitteln bei chronischer posttraumatischer Osteomyelitis zu erhalten sind.

3.2.8.1 Fieberkurve. Bereits die lange Dauer der Krankheit und des notwendigen stationären Aufenthaltes wiesen darauf hin, daß es sich bei den 80 untersuchten Patienten um einen besonders schweren Verlauf der chronischen posttraumatischen Osteomyelitis handelte.

Die Fieberkurven aller 80 Patienten wurden ausgewertet. Bei chronischer posttraumatischer Osteomyelitis fand sich keine Veränderung der Körpertemperatur, die durch einfache klinische Messung (Rektaltemperatur) erfaßbar gewesen wäre. Ähnlich wie bei erhöhten Leukocytenwerten sollte bei einer Fieberreaktion an einen akuten Schub der Osteomyelitis, meist mit Sekretverhaltung, gedacht werden.

3.2.8.2 Blutkörperchensenkungsreaktion. Bei 80 Patienten der 4 untersuchten Gruppen wurde insgesamt 690mal die BKS bestimmt, das sind im Durchschnitt 8 Bestimmungen pro Patient.

Die Ausgangswerte vor Autovaccine- bzw. Placebogabe lagen bei 66 der 80 Patienten über der Norm (82,6%). Die BKS war also bei 14 Patienten (17,5%) trotz bestehender Fisteleiterung normal. Eine sehr stark erhöhte Senkungsreaktion von 80/120 fand sich bei 15 Patienten. Aus der Anamnese dieser Patienten ging hervor, daß zur Zeit der Bestimmung der BKS z.B. ein akuter Schub der Osteomyelitis ohne Drainage nach außen bestand. Andere Infektionsherde konnten zu diesem Zeitpunkt nicht nachgewiesen werden.

Die Senkungsreaktionen schwankten bei der Mehrzahl der Patienten im pathologischen Bereich von 20/40 bis 60/80. Für den jeweiligen Ruhe- bzw. Aktivitätszustand der Osteomyelitis ist die BKS ein empfindlicher Gradmesser.

Tabelle 16. Untersuchungsbogen: Patient Ordnungszahl 53 behandelt mit Staph. aureus-Autovaccine. Verlauf der Laborwerte während der Behandlung

		BKS mm/Std	Hb g%	HKT%	Leuko/mm^3	Ges. Eiweiß g%	Alb rel.%	α1 rel.%	α2 rel.%	β rel.%	γ rel.%	Globuline g%
vor	5. Wo	140/146	11,1	28	7000	7,0	51	7	20	12	10	3,4
	3. Wo	100/120										
	1. Wo	110/120	14,2	40	7200							
Vaccine	I. Wo	93/120	15,3	53	6700	7,1	55	3	13	13	16	3,2
	II	60/ 82	14,5	47	6000	7,2	57	4	12	11	16	3,1
	III	20/ 51	13,8	·46	7500	6,9	63	3	10	10	13	
	IV	32/ 65	14,7	42	4500	6,8	47	3	17	12	11	3,7
	V	29/ 60	13,8	38	8800	7,5	62	3	11	10	14	3,1
	VI	26/ 55	14,3	44	6700							
	VII	12/ 34	18,4	39	7000	7,3	62	2	13	10	13	2,6
	VIII	12/ 25	16,0	46	7200	6,3	66	3	9	10	12	2,8
nach	1. Wo	12/ 30	15,5	43	8000	7,4	62	6	10	9	13	2,4
	3. Wo	10/ 15	15,6	45	7100	7,4	68	3	14	5	10	2,4
	5. Wo	10/ 20	15,5	44	7500	7,6	68	4	12	5	11	2,4

Daher wurden BKS-Verlaufskontrollen bei allen mit Autovaccine und Placebo behandelten Patienten durchgeführt. Ein typisches Protokoll gibt die Tabelle 16 wieder.

Darin sind die Laborwerte eines Patienten (Ordnungszahl 53) vor, während und nach der Behandlung mit Staphylococcus aureus-Autovaccine dargestellt. Die BKS vor Vaccinebeginn schwankte um Werte von 100/120 bis 140/146. Während der 8wöchigen Behandlung besserte sich die BKS auf Werte um 12/25 in der letzten Behandlungswoche. Auch bis zur 5. Woche nach Vaccineende zeigte sich keine erneute Verschlechterung.

Die Auswertung der Senkungsreaktionen (Tabelle 17, 18) aller 38 mit Autovaccine behandelten Patienten ergab im Vergleich der Werte vor und nach der Vaccinebehandlung eine Normalisierung ($\leqslant$ 10/20) bei 18 Patienten (47,4%). Die BKS hatte sich unter der Behandlung bei 15 Patienten (39,5%) im Vergleich zum Ausgangswert gebessert. Die BKS blieb im Verlauf auf gleichen Werten bei 5 Patienten (13,1%). Kein Patient zeigte unter der immunologischen Behandlung eine Verschlechterung der Senkungsreaktion.

Die Patienten der Gruppe I (Ordnungszahl 1−18) wurden 5 Jahre nach der Autovaccinebehandlung nachuntersucht (Tabelle 18). Von 14 BKS-Reaktionen, die ausgewertet werden konnten, waren 12 im Normbereich ($\leqslant$ 10/20). Bei 2 Patienten fanden sich erhöhte Werte. Auch bei diesen Nachkontrollen entsprach der BKS-Wert dem klinischen Verlauf. Die 12 Patienten mit normaler Senkung hatten zur Zeit der Nachuntersuchung keine Zeichen einer aktiven Osteomyelitis.

In der Gruppe IV (Placebo Ordnungszahl 71−80) fanden sich nach 8 Wochen Placebogabe keine wesentlichen Änderungen (Tabelle 17). 2 Patienten hatten nach beendeter Placebogabe normale BKS-Werte; bei diesen 2 Patienten waren auch die Ausgangswerte nicht erhöht. Eine leichte Besserung fand sich bei 4 Patienten, deren Endwerte jedoch weiter im pathologischen Bereich blieben.

Tabelle 17. Senkungsreaktion der Erythrocyten vor und nach einer Autovaccine- oder Placebogabe

BKS

Patienten-Ordnungszahl	Autovaccine	
	mm/Std. 1−2 vor	mm/Std. 1−2 nach
51	113/135	48/ 78
52	80/106	25/ 58
53	100/120	10/ 20
54	106/131	80/121
55	40/ 76	3/ 11
56	39/ 65	8/ 20
57	62/ 98	6/ 15
58	104/131	21/ 45
59	66/105	26/ 53
60	22/ 49	31/ 63
61	93/115	36/ 72
62	34/ 58	32/ 63
63	6/ 15	3/ 9
64	35/ 70	8/ 20
65	21/ 48	4/ 6
66	7/ 17	3/ 10
67	25/ 52	15/ 38
68	63/104	2/ 4
69	57/ 85	25/ 52
70	15/ 28	6/ 18
Placebo		
71	76/121	58/ 69
72	25/ 50	14/ 34
73	6/ 17	3/ 12
74	65/ 93	47/ 72
75	98/120	82/110
76	35/ 60	18/ 42
77	22/ 53	34/ 60
78	59/ 90	10/ 36
79	10/ 35	10/ 38
80	10/ 30	5/ 16

Tabelle 18. Senkungsreaktion der Erythrocyten vor, nach und im Abstand von 5 Jahren nach einer Autovaccinebehandlung

Patienten-Ordnungszahl 1–18	Autovaccine		
	mm/Std. 1–2 vor	mm/Std. 1–2 nach	mm/Std. 1–2 nach 5 Jahren
1	30/ 58	12/20	5/15
2	54/ 85	14/35	–
3	52/ 92	30/57	† Herzinfarkt
4	11/ 26	3/ 5	4/ 8
5	121/132	55/85	21/50
6	100/126	32/62	6/20
7	47/ 77	8/20	8/21
8	64/100	5/14	–
9	18/ 46	7/20	1/ 3
10	10/ 25	1/ 3	5/11
11	16/ 38	6/20	4/11
12	15/ 40	10/23	8/17
13	38/ 67	4/ 8	11/20
14	38/ 62	15/42	?
15	57/ 92	13/25	4/14
16	11/ 21	23/45	20/40
17	20/ 43	6/18	5/16
18	74/110	38/58	6/17

3.2.8.3 Leukocyten. In der Klinik wird die Zahl der peripheren Leukocyten zur Beurteilung einer Infektion mit herangezogen.

Die periphere Leukocytenreaktion wurde bei 70 Patienten insgesamt 413mal bestimmt. Pathologisch erhöhte Werte hatten 9 Patienten bei 40 Messungen. Die erhöhten Leukocytenzahlen waren bei allen 9 Patienten Ausdruck eines aktiven Infektionsprozesses oder einer kurzdauernden Leukocytose nach einem operativen Eingriff.

Unter der Autovaccinebehandlung bzw. Placebogabe kam es zu keiner Veränderung der Leukocytenzahlen (Beispiel s. Tabelle 16). Aus der Leukocytenzahl konnte bei der chronischen Form der posttraumatischen Osteomyelitis kein zusätzlicher diagnostischer oder therapeutischer Hinweis erhalten werden. Finden sich bei Patienten mit chronischer posttraumatischer Osteomyelitis erhöhte Leukocytenzahlen, so sollte an eine akute Verhaltung oder an eine andere zusätzliche Infektion (Niere, Lunge) gedacht werden.

3.2.8.4 Elektrophorese. In der Elektrophorese finden sich bei chronischen Infektionen typische Veränderungen [144]. Bei 58 Patienten wurde mehrmals die Serumelektrophorese durchgeführt. Weiterhin wurde untersucht, ob Veränderungen während der Vaccinetherapie zu beobachten wären.

Bei allen untersuchten Patienten lag das Gesamteiweiß im Normbereich. Es fanden sich jedoch mehrfach leichte Dysproteinaemien. 29 Patienten (50%) zeigten erhöhte α2-Globulinwerte, 20 Patienten (34,5%) hatten erniedrigte Albuminwerte und bei 18 Patienten (31%) war das γ-Globulin erhöht.

Unter der Autovaccinetherapie kam es bei 6 Patienten zu einer Normalisierung der Albuminwerte. Ebenfalls 6mal normalisierte sich der α2-Globulinwert. Nur bei einem Patienten fand sich ein weiterer α2-Anstieg. Die γ-Globuline normalisierten sich bei 2 Patienten.

In der Placebogruppe blieben die Elektrophoresewerte unverändert.

Eine Zuordnung der Veränderung in der Elektrophorese zum klinischen Verlauf der Osteomyelitis war nicht möglich. Außer leichten Dysproteinaemien fanden sich keine signifikanten Veränderungen in der Elektrophorese. Wesentlich aufschlußreicher ist die Bestimmung der Immunglobuline (s. spezielles Kapitel).

3.2.9 Klinischer Verlauf unter Autovaccinebehandlung und Placebogabe

3.2.9.1 Punkteskala. Die entscheidende Frage an ein Therapieschema ist der klinische Erfolg. Laborwerte sind nur eine zusätzliche Information, die möglicherweise Einblicke in die Pathophysiologie erlauben. Die wesentliche Aussage ist die Beurteilung unserer Maßnahmen durch und mit dem Patienten.

Die chronische posttraumatische Osteomyelitis bietet ein sehr variables klinisches Bild. Ein wichtiger Faktor für die Bewertung ist die Rezidivfreiheit über einen möglichst langen Zeitraum [Lexer 192, Burri 62, Beck 53, Gallie 112]. Um ein Therapieergebnis auch über einen längeren Zeitraum beurteilen zu können, müssen allgemeingültige Parameter ausgewählt werden. Diese Parameter müssen bei jedem Patienten zu jeder Zeit meßbar sein. Sie müssen auch von Ärzten, die nicht an der Behandlung beteiligt sind, erstellt und beurteilt werden können. Auswärtige Befunde können so zur Verlaufskontrolle mit herangezogen werden. Auch ist eine objektive Kontrolle durch Nichtbeteiligte möglich.

Um diese Kriterien zu erfüllen, wurde eine Punkteskala aufgestellt. Drei einfache klinische Angaben wurden zur Verlaufskontrolle herangezogen: die äußeren Fistel-Wundverhältnisse, die Röntgenbefunde und die Senkungsreaktion der Erythrocyten.

3.2.9.2 Äußere Wundverhältnisse. Die äußeren Fistel-Wundverhältnisse gaben sichtbar und objektiv Auskunft über eine bestehende oder noch bestehende Osteomyelitis. Alle 80 untersuchten Patienten hatten zunächst eine Fisteleiterung. Bei erfolgreicher Therapie kommt es zum Abheilen der Fistel. Damit ist dann ein Kriterium erfüllt, um von einer sogenannten „ruhenden Osteomyelitis" sprechen zu können [164]. Jedes Osteomyelitisrezidiv hat einen erneuten Fistelaufbruch zur Folge.

Die äußeren Fistelverhältnisse der 80 Patienten wurden in der Klinik bei jedem Verbandswechsel beurteilt und das Ergebnis schriftlich im Krankenblatt festgehalten (Tabelle 19 a-c).

Im folgenden wurde versucht, die Abheilung einer Fistel mit Punkten zu bewerten. Dabei wurden 30 Punkte (s. Tabelle 20) für eine massive, zunehmende Fisteleiterung bei einer Fistel > 1 cm vergeben. Nahm die Fistel nicht mehr an Größe zu, also bei einer „gleichbleibenden Fistel", wurden 20 Punkte als Zeichen der leichten Befundbesserung angesetzt.

Tabelle 19a Langzeitergebnis der Autovaccinebehandlung bei 18 Patienten der Gruppe I
(Ordnungszahl 1–18): äußere Wundverhältnisse und Röntgenbefund 5 Jahre nach Ende der
Vaccinetherapie verglichen mit den BKS-Veränderungen

Patienten-Ordnungszahl	BKS vor Autovaccine	BKS nach Autovaccine	äußere Wundverhältnisse nach Autovaccine	Röntgenbefunde nach Autovaccine	Beobachtungszeit nach Autovaccine
1	30/ 58	5/15	abgeheilt	knöcherner Durchbau	5 Jahre
2	54/ 85	15/35	2. Rezidiv	Kalksalzzunahme	4 Jahre
3	52/ 92	30/57	abeheilt	–	5 Monate
4	11/ 26	4/ 8	1. Rezidiv	Osteolysezone	5 Jahre
5	121/132	21/50	2. Rezidiv	Refraktur	5 Jahre
6	100/126	6/22	abgeheilt	knöcherne Konsolidierung	4 Jahre
7	46/ 77	8/21	abgeheilt	knöcherner Durchbau	5 Jahre
8	64/100	5/14	abgeheilt	Kalksalzzunahme	8 Monate
9	18/ 46	1/ 3	abgeheilt	knöcherne Konsolidierung	5 Jahre
10	10/ 25	5/11	abgeheilt	knöcherner Durchbau	4 Jahre
11	16/ 38	4/11	abgeheilt	knöcherner Durchbau	5 Jahre
12	15/ 40	8/17	abgeheilt	knöcherner Durchbau	5 Jahre
13	38/ 67	11/20	Rezidiv	Refraktur	5 Jahre
14	38/ 62	15/42	Amputation Ausheilung	keine weitere Sequestrierung	5 Monate
15	57/ 92	4/14	abgeheilt	knöcherner Durchbau	4 Jahre
16	11/ 21	20/40	Fistelung besteht noch	ausgedehnte Osteolysezone	5 Jahre
17	20/ 43	5/16	Rezidiv	Refraktur	5 Jahre
18	74/110	6/17	abgeheilt	knöcherner Durchbau	5 Jahre

Tabelle 19b. Ergebnisse der Autovaccinebehandlung bei Patienten der Gruppe III (Ordnungszahl 51−65)

Patienten-Ordnungszahl	BKS vor Autovaccine	BKS nach Autovaccine	äußere Wundverhältnisse nach Autovaccine	Röntgenbefunde nach Autovaccine	Beobachtungszeit nach Autovaccine
51	113/135	48/78	Fistel unverändert	beginnender Durchbau Kalksalzzun.	11 Monate
52	80/106	25/58	abgeheilt während V.	guter knöch. Durchbau	9 Monate
53	100/120	10/20	abgeheilt 3 Mon. n. V.	Kalksalzzunahme	8 Monate
54	106/131	80/121	abgeheilt Amputation	beginnender Durchbau, Kalksalzzunahme	8 Monate
55	40/76	3/11	abgeheilt während V.	zunehmende Knochenneubildung	5 Monate
56	39/ 65	8/20	abgeheilt während V.	Zunahme der Kalksalzdichte	2 Monate
57	62/105	6/15	abgeheilt 1 Mon. nach V.	knöcherne Konsolidierung	12 Monate
58	104/131	21/45	abgeheilt 2 Mon. nach V.	Zunahme der Kalksalzdichte	10 Monate
59	66/105	26/53	abgeheilt 4 Mon. nach V.	beginnender Durchbau	10 Monate
60	22/ 49	31/63	abgeheilt während V.	Zunahme der Kalksalzdichte	12 Monate
61	93/115	36/72	Fistel unverändert	Zunahme der Kalksalzdichte	7 Monate
62	34/ 58	32/63	Fistel unverändert	beginnender Durchbau	12 Monate
63	6/ 15	3/ 9	abgeheilt 3 Mon. nach V.	knöchern durchgebaut	6 Monate
64	35/ 70	8/20	abgeheilt während V.	Kalksalzminderung	6 Monate
65	21/ 48	4/ 6	abgeheilt während V.	knöcherne Konsolidierung	11 Monate

Tabelle 19c. Ergebnisse der Autovaccinebehandlung bei Patienten der Gruppe III (Ordnungszahl 66−70) und Patienten der Gruppe IV (Placebogabe, Ordnungszahl 71−80)

Patienten-Ordnungszahl	BKS		äußere Wundverhältnisse	Röntgenbefunde	Beobachtungszeit
	vor	nach	nach	nach	nach
	Autovaccine		Autovaccine	Autovaccine	Autovaccine
66	7/ 17	3/10	abgeheilt während V.	vermehrter knöcherner Durchbau der Defekthöhle	5 Monate
67	25/ 52	15/38	abgeheilt während V.	knöchern durchbaut	13 Monate
68	63/104	2/ 4	abgeheilt 1 Mon. nach V.	keine Osteolysezeichen	5 Monate
69	57/ 85	25/52	abgeheilt 2 Mon. nach V.	knöcherne Konsolidierung	5 Monate
70	15/ 28	6/18	Fistel verkleinert	Zunahme der Kalksalzdichte	10 Monate
			Placebo		
71	76/121	58/69	abgeheilt 4 Mon. nach P.	Kalksalzverminderung	7 Monate
72	25/ 50	14/34	Fistel unverändert	beginnende knöcherne Konsolidierung	10 Monate
73	6/ 17	3/12	abgeheilt 4 Mon. nach P.	Durchbau nicht abgeschlossen	12 Monate
74	65/ 93	47/72	Fistel vergrößert	ausgedehnte Osteolysezone	6 Monate
75	98/120	82/110	Fistel unverändert	Kalksalzverminderung	9 Monate
76	35/ 60	18/42	abgeheilt 2 Mon. nach P.	kein knöcherner Durchbau	12 Monate
77	22/ 53	34/60	Fistel unverändert	Pseudarthrose	9 Monate
78	59/ 90	10/36	Fistel unverändert	beginnender Durchbau	9 Monate
79	10/ 35	10/38	Fistel vergrößert n. P.	ausgedehnte Osteolyse	6 Monate
80	10/ 30	5/16	Fistel unverändert	weitergehende Osteolyse	7 Monate

Tabelle 20. Punkteskala bestehend aus äußeren Wundverhältnissen,
Röntgenbefunden und Blutkörperchensenkungsgeschwindigkeit

Äußere Wundverhältnisse:	30 Punkte
Fistel abgeheilt	0
Fistel verkleinert	10
Fistel unverändert	20
Fistel vergrößert 1 cm	30
Röntgenbefunde:	**30 Punkte**
Knöcherne Durchbauung	0
Kalksalzzunahme	10
Kalksalzminderung	20
Sequester	25
Pseudarthrose	30
Blutkörperchensenkung:	**40 Punkte**
1/ 2–10/ 20	0
10/ 20–20/ 40	8
20/ 40–30/ 60	16
30/ 60–40/ 80	22
40/ 80–60/100	28
60/100–80/120	34
> 80/120	40
gesamt	100 Punkte

Eine weitere Heilungstendenz einer Fistel, die sich deutlich verkleinerte, wurde mit 10 Punkten bewertet.

Die abgeheilte Fistel erhielt 0 Skalenpunkte.

Die Bewertung der äußeren Wundverhältnisse erfolgte also nach kinetischen Gesichtspunkten (Zunahme – Abnahme), da sich zeigte, daß eine Größen- oder Tiefenangabe in mm/cm keine brauchbaren Verlaufskontrollen erlaubte.

Bei Durchsicht der einzelnen Untersuchungsprotokolle konnte festgestellt werden, daß bei keinem Patienten unter der Autovaccinetherapie eine Verstärkung und Ausweitung der Fisteleiterung eingetreten war.

In der Gruppe I (Ordnungszahl 1–18) bestand nur bei einem von 18 Patienten, die mit Autovaccine behandelt worden waren, nach 5 Jahren noch eine Fistel.

In der Gruppe III (Autovaccinebehandlung, Ordnungszahl 51–70) bestand im Beobachtungszeitraum von 12 Monaten noch eine unveränderte Fisteleiterung bei 3 von 20 Patienten. Bei einem Patienten hatte sich die Fistel in diesem Zeitraum deutlich verkleinert, ein Patient war im Hüftgelenk exartikuliert worden. Bei allen anderen 15 mit Autovaccine behandelten Patienten war die Fistel „abgeheilt".

In der Gruppe IV (Placebogabe, Ordnungszahl 71–80) hatten sich im ersten Jahr 4 Fisteln geschlossen, 6 bestanden unverändert weiter.

3.2.9.3 Röntgenbefunde. Die Röntgenbilder erlauben eine objektive Beurteilung weiterer wesentlicher Faktoren, die eine Osteomyelitis unterhalten können bzw. die Konsolidierung erst erlauben [61, 80, 142, 165, 194, 267]. So ist eine immunologische Behandlung bei im

Röntgenbild erkennbarer Sequestrierung von Knochenanteilen, bei Instabilität im Frakturbereich oder bei Metallockerung/bruch nicht sinnvoll.

Radiologische Verlaufskontrollen über einen längeren Zeitraum geben Auskunft, ob die Therapie erfolgreich ist und zur knöchernen Konsolidierung des Infektbereiches führt (s. Tabelle 19 a-c).

Die Röntgenbefunde wurden in der Punkteskala folgendermaßen gewertet (Tabelle 20): Eine infizierte Pseudarthrose erhielt 30 Punkte. Als besonders ungünstige Kombination ist eine Instabilität mit der dazugehörigen Vaskularisationsstörung bei bestehendem Infekt zu werten.

Die etwas günstigere Bewertung mit 25 Skalenpunkten wurde beim röntgenologischen Verdacht auf Sequester, aber insgesamt stabilen Verhältnissen im Infektbereich, angesetzt. Umbauzonen mit einer sichtbaren Kalksalzminderung wurden als Ausdruck des floriden Infektgeschehens mit 20 Punkten belegt. Die deutlich positive Wendung im Verlauf der Röntgenkontrollen, sichtbar in einer Kalksalzzunahme, erhielt 10 Punkte. Bei stabilen Verhältnissen mit klarer knöcherner Durchbauung wurde der abgeschlossene Kalksalzeinbau als erreichbares Endergebnis mit 0 Punkten gewertet.

Die Röntgenbilder wurden schriftlich beurteilt. Als typisches Beispiel werden im folgenden einige wesentliche Röntgenbefunde des Patienten M.G. (Ordnungszahl 11) wiedergegeben.

Röntgenaufnahmen linker Unterschenkel in 2 Ebenen vom 1.8.1972: „Am linken Schienbein an der Grenze zwischen mittlerem und unterem Drittel erkennt man einen Aufhellungsherd, der sich aus mehreren Hohlräumen zusammensetzt. Nach cranial und caudal finden sich periostale Säume. Im Schienbein finden sich in regelmäßigen Abständen Hohlräume, die den Schraubenkanälen der entfernten AO-Platte entsprechen. Die Fraktur scheint knöchern an der dorsalen Seite überbrückt. Im seitlichen Bild zeigt sich ein großer Sequester, in den kleineren Hohlräumen sind weitere kleinere Sequester anzunehmen".

Röntgenaufnahmen linker Unterschenkel in 2 Ebenen vom 27.8.1972: „Postoperative Bilder, die Sequester sind ausgeräumt, es zeigt sich eine ausgedehnte Höhlenbildung bei dorsal bestehender Knochenbrücke". (Da postoperativ die Fistel nicht abheilte, wurde in der 6. Woche p.op. mit einer Autovaccinetherapie begonnen.)

Nach Abschluß der zusätzlichen oralen Autovaccinebehandlung ergaben die Röntgenaufnahmen linker Unterschenkel in 2 Ebenen vom 25.1.1974: „Es zeigt sich noch eine ausgedehnte Höhlenbildung, die jedoch im Vergleich zu den Voraufnahmen deutlich an Größe abnahm. Man sieht eine deutliche Kalksalzzunahme".

Röntgenaufnahmen linker Unterschenkel in 2 Ebenen vom 18.10.1977: „Im Bereich des distalen Unterschenkels zeigt sich ein breiter Sklerosierungsbereich in ventraler flacher Mulde. Ein Anhalt für Sequester ergibt sich nicht. Die ehemalige Fraktur ist knöchern konsolidiert".

In der Gruppe I (Autovaccinebehandlung, Ordnungszahl 1–18) zeigten nach 5 Jahren Beobachtung von 16 Patienten 12 einen knöchernen Durchbau im Bereich der ehemaligen Osteomyelitis.

In der Gruppe III (Autovaccinebehandlung, Ordnungszahl 51–70) kam es bei 16 von 20 Patienten innerhalb des 1. Jahres zu einer knöchernen Konsolidierung; bei allen 20 Patienten wurden Zeichen der Besserung an Hand des Röntgenbildes beschrieben.

In der Gruppe IV (Placebogabe, Ordnungszahl 71–80) war nach Beurteilung des Röntgenbildes nur in 3 von 10 Fällen eine Besserung der Osteomyelitis innerhalb des 1. Jahres eingetreten.

3.2.9.4 BKS. Die Senkungsreaktion der Erythrocyten ist ein in der klinischen Routine üblicher, gut reproduzierbarer und von Klinik zu Klinik vergleichbarer Laborwert. Die BKS ist bei akuter Infektion regelmäßig erhöht, während sie bei chronischer Infektion inkonstant erhöht ist.

Wie bei den 80 untersuchten Patienten mit chronischer posttraumatischer Osteomyelitis gezeigt werden konnte, fand sich in 82,5% eine Senkungserhöhung (Tabelle 19a–c). Im Verlauf einer Osteomyelitis ist die BKS also ein empfindlicher Parameter für die Aktivität der Infektion [121]. Bei der Beurteilung müssen jedoch auch andere Faktoren mit berücksichtigt werden, die ebenfalls zu einer Erhöhung der BKS führen (z.B. gleichzeitig ablaufende Infektionen: Pyelonephritis, Pneumonie ...).

Zur Einordnung der BKS-Befunde in die Skala (Tabelle 20) konnten 40 Punkte vergeben werden. Eine massive Erhöhung der BKS auf 80/120 wurde mit 40 Punkten bewertet. Es erfolgte eine enge Unterteilung in 7 Stufen, um vor, während und nach der Autovaccinegabe auch kleine BKS-Änderungen zu erfassen. Diese Zwischenstufen wurden wie folgt eingeteilt:

```
BKS   60/100 – 80/120  = 34 Punkte
      40/80  – 60/100  = 28 Punkte
      30/60  – 40/80   = 22 Punkte
      20/40  – 30/60   = 16 Punkte
      10/20  – 20/40   =  8 Punkte
       1/2   – 10/20   =  0 Punkte
```

Die Normalisierung der BKS (1/2 − 10/20) wurde wie die Normalisierung der Röntgenbefunde bzw. die Abheilung der Fistel mit 0 Punkten bewertet.

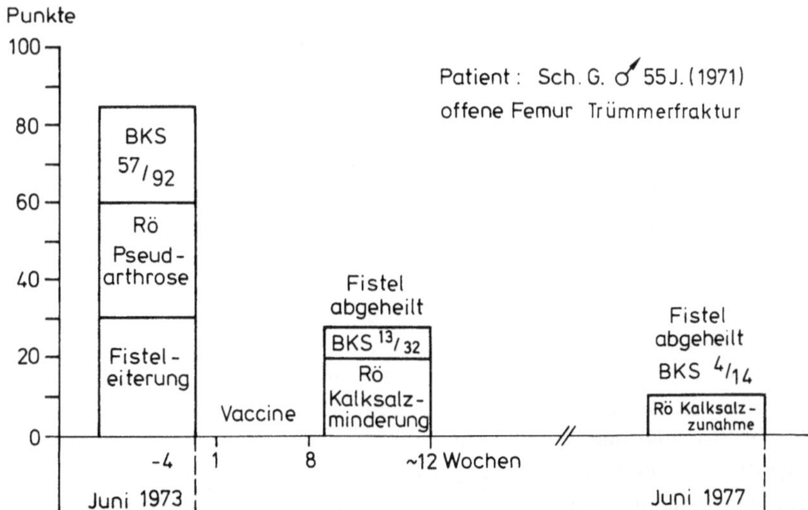

Abb. 16. Punkteskala. Beispiel für die Verlaufskontrolle eines Patienten mit chronischer posttraumatischer Osteomyelitis

68

Insgesamt wurden also 100 Skalenpunkte bei einer massiven floriden Fisteleiterung vergeben. Eine sogenannte „ruhende Osteomyelitis" [164] ohne bestehende Krankheitszeichen erhielt 0 Punkte.

An einem Beispiel soll diese Punkteskala erläutert werden (Abb. 16): Ein 55jähriger Patient zog sich 1971 eine offene Femurtrümmerfraktur zu. In deren Folge entstand eine chronische posttraumatische Osteomyelitis. Der Patient wurde nach mehrfachem stationären Aufenthalt an verschiedenen Krankenhäusern im Juni 1973 für eine Behandlung mit oraler Autovaccine vorgesehen. Bei der Statuserhebung wurden insgesamt 88 Skalenpunkte ermittelt. Es fand sich eine massive Fisteleiterung = 30 Punkte, eine Infektpseudarthrose = 30 Punkte und eine stark erhöhte BKS = 28 Punkte. Zunächst wurde die in diesem Krankheitsverlauf 4. operative Herdsanierung durchgeführt. Die Pseudarthrose wurde erneut durch Reosteosynthese stabilisiert und gleichzeitig autologe Spongiosa angelagert. Da auch diese Maßnahmen nicht zur Sanierung des Infektes führten und weitere operative Maßnahmen nicht sinnvoll schienen, wurde in der 4. postoperativen Woche mit der zusätzlichen oralen Autovaccinebehandlung begonnen. Diese wurde während 8 Wochen entsprechend dem in Abb. 2 gezeigten Schema durchgeführt. Die Kontrolluntersuchung in der 11. Woche, also 3 Wochen nach Vaccineende, mit erneuter Bewertung ergab jetzt 28 Skalenpunkte. Die Fistel hatte sich geschlossen = 0 Punkte, die BKS war noch leicht (10/25) erhöht = 8 Punkte, und im Röntgenbild war als Folge des infektiösen Geschehens noch eine Kalksalzminderung = 20 Punkte sichtbar.

Um das Langzeitergebnis zu beurteilen, wurde der Patient im Juni 1977, also 4 Jahre nach der beschriebenen Therapie, nachuntersucht. Der Patient berichtete, daß es zu keinem Rezidiv gekommen war. Die Fistel blieb geschlossen und wurde daher als „abgeheilt" mit 0 Punkten bewertet. Die BKS lag jetzt mit 4/14 im Normbereich = 0 Punkte. Im Röntgenbild war der Bereich der ehemaligen Frakturzone und Osteomyelitis noch sichtbar. In der Zwischenzeit war eine knöcherne Konsolidierung eingetreten. Der Vergleich mit früheren Röntgenbildern zeigte eine deutliche Kalksalzzunahme = 10 Punkte.

3.2.10 Gesamtergebnis im Punktevergleich: orale Autovaccinebehandlung – orale Placebogabe

Die entscheidende Frage an diese Therapieform nach der Dauer der Rezidivfreiheit kann nur durch Langzeitbeobachtungen beantwortet werden. Deswegen wurden die Patienten, die 1972/73 eine orale Autovaccinebehandlung erhalten hatten, nachuntersucht. Das Ergebnis dieser 5-Jahreskontrolle bei 18 Patienten der Gruppe I (Ordnungszahl 1–18) zeigt Abb. 18.

Bei einem Ausgangswert von 86 Skalenpunkten wurde nach der Autovaccinetherapie eine Besserung um 50 Skalenpunkte erreicht. Im Verlauf der 5 Beobachtungsjahre kam es im Skalendurchschnitt zu einer weiteren Verringerung der Punkte entsprechend der klinischen Besserung. Nach 5 Jahren fand sich nur noch bei einem der 18 Patienten eine floride Fisteleiterung, bei allen anderen Patienten wurde eine sogenannte „ruhende Osteomyelitis" festgestellt. Bei 4 der 18 Patienten war innerhalb dieser Zeit ein Osteomyelitisrezidiv entstanden, das bei 3 Patienten zur Untersuchungszeit praktisch abgeheilt war. Von diesen 4 Patienten hatten wiederum 3 Patienten eine Refraktur erlitten, an die sich der erneute Schub der Osteomyelitis angeschlossen hatte.

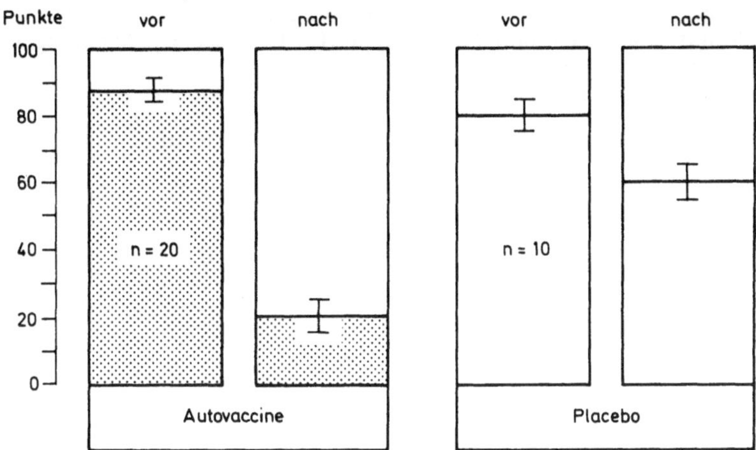

Abb. 17. Gesamtergebnisse einer kontrollierten Studie. Vergleich von 20 Patienten, die oral Autovaccine erhalten hatten, mit 10 Patienten, die orale Placebo (RPMI-Medium) erhalten hatten. Angabe der Punkte jeweils vor und nach 8wöchiger oraler Autovaccine-behandlung bzw. Placebogabe

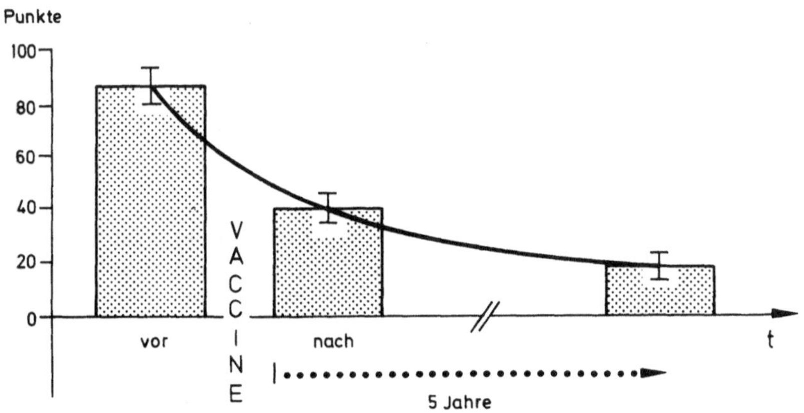

Abb. 18. Langzeitergebnis. 5-Jahreskontrolle von 18 Patienten, die oral mit Autovaccine behandelt worden waren (*n* 18)

In einer kontrollierten Studie wurden 20 Patienten der Gruppe III (Ordnungszahl 51–70) mit Autovaccine oral behandelt. Das Ergebnis, ausgewertet nach der Punkteskala, wurde verglichen mit dem Ergebnis von 10 Patienten der Gruppe IV (Ordnungszahl 71–80), die ein Placebopräparat ebenfalls oral erhalten hatten (Abb. 17, Tabelle 21).

Die Ausgangsparameter beider Kollektive vor der oralen Autovaccinebehandlung bzw. Placebogabe unterschieden sich statistisch nicht (p < 0,15). Somit waren beide Gruppen vergleichbar.

In der Gruppe der mit der Autovaccine behandelten Patienten war eine Verminderung um 62 Skalenpunkte (von 84 auf 22 Punkte) zu beobachten. Dieser Rückgang der Punkt-

Tabelle 21. Punkteskala, Einzelwerte aus BKS, Röntgenbefunden und äußeren Wundverhältnissen für die Patienten der Gruppe III (Autovaccinebehandlung, Ordnungszahl 51–70)

Patienten-Ordnungszahl	vor Autovaccine				nach Autovaccine				
	BKS	Rö	Fistel	gesamt	BKS	Rö	Fistel	gesamt	Δ vor/nach
51	40	30	30	100	28	10	10	48	52
52	40	30	30	100	16	0	0	16	84
53	40	30	30	100	8	10	10	28	72
54	40	25	30	95	34	10	0	44	51
55	34	30	30	94	0	30	0	30	64
56	22	30	30	82	0	10	0	10	72
57	28	30	30	88	0	0	10	10	78
58	40	30	30	100	8	10	0	18	82
59	40	30	30	100	16	10	0	26	74
60	16	30	30	76	22	10	0	32	44
61	40	30	30	100	16	10	30	56	44
62	40	30	30	100	22	10	30	62	38
63	0	25	30	55	0	0	0	0	55
64	8	20	30	58	–	20	0	20	~38
65	16	30	30	76	0	0	0	0	76
66	28	25	30	83	0	10	0	10	73
67	34	30	30	94	8	0	0	8	86
68	34	30	30	94	0	Amp.	0	0	~94
69	28	30	30	88	16	0	0	16	72
70	8	20	30	58	0	10	10	20	38
					n=19	n=19			
$\bar{x}$	28,8	28,25	30	87,05	10,21	8,42	5,0	20,70	64,35
Sx	12,89	3,35	0	15,19	10,91	7,65	9,46	19,51	17,83
$S\bar{x}$	2,88	0,75	0	3,40	2,50	1,75	2,12	4,34	3,99

$$p < 0{,}0005$$

zahl ist hochsignifikant ($p < 0{,}0005$) und bedeutet eine entscheidende klinische Besserung des Krankheitsbildes während der Vaccinegabe.

In der Gruppe der Patienten, die eine Placebogabe erhalten hatten (Tabelle 22), zeigte sich während der 12wöchigen Beobachtung ebenfalls eine Besserung der Osteomyelitis von 80 auf 62 Skalenpunkte. Diese Besserung um 18 Punkte war zu erwarten und erklärt sich aus der Tatsache, daß in beiden Gruppen die übliche chirurgische Behandlung weitergeführt wurde.

Das wesentliche Ergebnis ist aus dem Vergleich der Punktzahl nach Autovaccinebehandlung bzw. Placebogabe abzuleiten. Der Unterschied betrug 40 Skalenpunkte zugunsten der Vaccinegruppe. Die Besserung in der Autovaccinegruppe im Vergleich zur Placebogruppe ist mit $p < 0{,}0005$ hochsignifikant.

Tabelle 22. Punkteskala, Einzelwerte aus BKS, Röntgenbefunden und äußeren Wundverhältnissen für die Patienten der Gruppe IV (Placebogabe, Ordnungszahl 71—80)

Patienten-Ordnungszahl	vor Placebo				nach Placebo				
	BKS	Rö	Fistel	gesamt	BKS	Rö	Fistel	gesamt	Δ vor/nach
71	40	30	30	100	28	20	0	48	52
72	16	20	30	66	8	20	20	48	18
73	30	25	30	85	0	20	0	20	65
74	34	20	30	84	28	20	30	78	6
75	34	30	30	94	28	30	20	78	16
76	28	30	30	88	0	30	0	30	58
77	8	30	30	68	28	30	20	78	-10
78	34	30	30	94	22	20	20	62	32
79	8	30	30	68	8	30	30	68	0
80	8	30	30	68	8	30	20	58	10
$\bar{x}$	24,0	27,50	30	81,50	15,80	25,00	16,00	56,80	23,70
Sx	12,65	4,25	0	13,01	12,09	5,27	11,55	18,00	21,11
S$\bar{x}$	4,00	1,34	0	4,11	3,82	1,67	3,65	5,75	6,68

$$p < 0,01$$

Abb. 19. Die zwei Hauptwege der Lymphocytenrezirkulation. Kleine Lymphocyten aus dem Darm rezirkulieren kontinuierlich vom Blut in das Lymphgewebe des Darmes (*links*), diejenigen aus der Peripherie rezirkulieren in die peripheren Lymphknoten (*rechts*). Immunoblasten, die aus kleinen Lymphocyten nach deren Kontakt mit Antigen entstanden sind, erreichen nach einer Rezirkulation ihren lymphatischen Ursprung wieder (nach Hemmings [133])

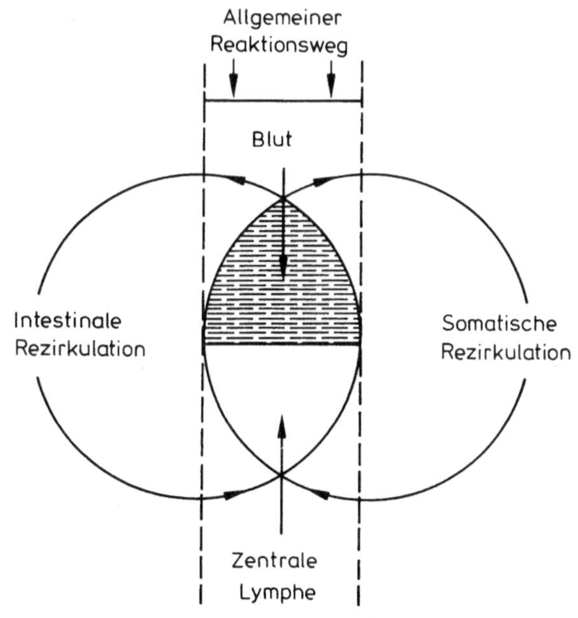

3.2.11 Nebenwirkungen der Autovaccinetherapie und der Placebogabe

Nur ein Patient klagte in der 2. Vaccinewoche über eine leichte Diarrhoe. Die Vaccinetherapie wurde nach dem üblichen Schema weitergeführt, während die geklagten Beschwerden zurückgingen. Ein direkter Zusammenhang mit der Autovaccinebehandlung schien unwahrscheinlich.

Bei einem Patienten kam es im Verlauf der Vaccinetherapie zu einem Rezidiv einer Coli-Cystitis. Auch in diesem Fall wurde die Vaccinetherapie fortgesetzt. Die Cystitis klang unter gezielter Antibioticagabe ab.

Es kam zu keinen weiteren vom Patienten geklagten oder klinisch objektivierbaren Nebenwirkungen. Insbesondere fand man keinen Anhalt für allergische Reaktionen.

Die Autovaccinetherapie mußte in keinem Fall auf Grund von Nebenwirkungen abgebroschen werden.

Die Placebogabe wurde von allen Patienten beschwerdefrei vertragen, es wurden keine Nebenwirkungen beobachtet.

4 Diskussion

Das Ziel dieser Arbeit war es, festzustellen, ob eine chronische posttraumatische Osteomyelitis durch die orale Gabe von bacterieller Autovaccine klinisch gebessert werden kann. In einem Tiermodell wurde vorab geklärt, durch welche der enteral verabreichten verschiedenen Vaccinen aus Pseudomonas aeruginosa der wirksamste Impfschutz aufgebaut werden konnte.

Im folgenden sollen die Ergebnisse an Hand der Kriterien besprochen werden, die nach Spiess [299] vor Einführung einer neuen Impfmethode gegeneinander abgewogen werden müssen:
Notwendigkeit,
Wirksamkeit und
Nebenwirkungen.

4.1 Notwendigkeit

Für die chronische posttraumatische Osteomyelitis existiert per definitionem der Begriff „Heilung" nicht. Hieraus und aus der Zahl der Neuerkrankungen ergibt sich die Notwendigkeit die Behandlungsverfahren zu verbessern.

Nach Verletzungen des Skeletsystems ist mit einer realen Rate von 3,5–7% Osteomyelitiden zu rechnen. In den Berufsgenossenschaftlichen Unfallkliniken wurden nach Angaben von Probst [252] in den letzten Jahren im Durchschnitt 420 Patienten mit sekundärer Osteomyelitis aufgenommen.

Bei vorsichtiger Schätzung der Zahlen aus Arbeits- und Privatunfällen ist daher mit einer Zahl weit über 1 000 Neuerkrankungen pro Jahr zu rechnen. Diese verursachen hohe Behandlungs- und Rentenkosten. Klemm [169] gibt an, daß bei einem Ober- oder Unterschenkelbruch mit anschließender Osteomyelitis Folgekosten von mehr als 1 000 000.– DM entstehen können, wobei allein die Rentenkosten, die dieser Berechnung zu Grunde lagen, zwischen 104 000.– und 848 000.– DM schwankten. Eine „Kostendämpfung" [275] kann nur durch eine verbesserte Behandlung erzielt werden.

Die Suche nach Verbesserungen ist alt; sie richtete sich bisher vorwiegend auf die chirurgische Therapie und erst in zweiter Linie auf die antibiotische und immunologische Infektbekämpfung.

Im Bemühen um eine verbesserte chirurgische Behandlung wurden die unterschiedlichsten Ideen verwirklicht: Bereits 1881 beschrieb Hamilton [129] den „horror vacuri" des Organismus und versuchte osteomyelitische Höhlen durch ausgekochte Seeschwämme aufzufüllen. Von den zahlreichen anderen „Plomben" seien nur einige aufgeführt: steriler Sand [310], Eigenblut-Antibioticaplombe [40, 41, 131], Kollagenschwamm [35], mikroanastomosiertes Omentum majus [24], Knochenzement, Refobacin-Palacos-Ketten [165], heterologer Knochen-Kieler Span [12], autologe Spongiosa [61, 62]. Auf Grund eingehender theoretischer und praktischer Versuche wurden auch andere sehr unterschiedliche Behandlungsempfehlungen gegeben: Muldung [192], Stauungshyperaemie [331], aktive Hyperaemie [192], Lebertrangips [209], hyperbarer Sauerstoff [128], Röntgenbestrahlung

74

[202], Kurzwellenbestrahlung [202], Bluttransfusionen [192], Cortisongaben [54, 92], venöse Antibioticaperfusion [100], arterielle Antibioticaperfusion [111], Hauttransplantation [77].

Auch abwegige Therapievorschläge wurden veröffentlicht, so z.B. die subcutane Einspritzung von autologem Eiter [212] oder die Behandlung mit Fliegenmaden, die Erich Lexer [192] treffend kritisierte:

„Die Baersche Methode [26, 286] Fliegenmaden in die Wunde zu bringen, müßte jedem Naturheilkundigen Freude machen. Ob sie Bakterien oder Gewebstrümmer fressen oder durch Absonderungen bakterienfeindlicher und die Gewebsneubildung fördernder Stoffe sich betätigen, fällt wenig ins Gewicht. Jedenfalls kann man auch auf ander Weise eine Reinigung tiefer Knochenwunden erreichen, ohne einer solchen ekelerregenden Behandlung zu bedürfen".

Die von Erich Lexer [192] angegebene radikale chirurgische Behandlung der chronischen posttraumatischen Osteomyelitis mit breiter Eröffnung des Weichteil- und Knochenherdes, Entfernung aller nekrotischen Bezirke und Sequester, Dauer-Drainage und Stabilisierung, ist heute standardisiert und gewährleistet gute Ergebnisse ohne jedoch das Infektionsproblem zu lösen.

Neben einer chirurgisch mechanischen Behandlung ist die Notwendigkeit einer antibakteriellen Therapie allgemein anerkannt. Die Hoffnungen auf eine Heilung der chronischen posttraumatischen Osteomyelitis durch Antibioticagaben haben sich nicht erfüllt. Auf Grund von Resistenzentwicklungen der Keime müssen die Antibiotica zunehmend höher dosiert werden, wodurch die Gefahr einer toxischen Schädigung ebenfalls zunimmt. Gleichzeitig unterliegt das Keimspektrum einem schnellen Wandel mit vermehrtem Auftreten von gramnegativen Problemkeimen aus dem Krankenhausmilieu. Die systemische Antibioticabehandlung der chronischen posttraumatischen Osteomyelitis ist heute weitgehend verlassen [21, 23, 49, 56, 57, 61, 140, 141, 167, 289]. Nur zur prae-, intra- und postoperativen Sepsisprophylaxe sollten Antibiotica systemisch eingesetzt werden.

Adam und Marget [3] sehen „ die Schlüsselstellung zwischen Erreger und Antibioticum im Organismus selbst, der sich mit seinem eigenen Abwehrmechanismus in das Krankheitsgeschehen einschaltet".

Die Kenntnisse der körpereigenen Infektabwehr bei chronischer posttraumatischer Osteomyelitis sind auch heute noch lückenhaft. Eine therapeutische Beeinflussung des Immunsystems mußte daher empirisch bleiben.

Aus zahlreichen Arbeiten ist bekannt, daß durch eine parenterale Vaccination ein günstiger Einfluß auf den Krankheitsverlauf bei chronischer posttraumatischer Osteomyelitis genommen werden kann [38, 39, 48, 76, 83, 89, 95, 99 101, 106, 110, 113, 120, 181, 193, 217, 245, 265, 306, 282, 283, 285, 305, 322, 330, 335].

Da bei parenteraler Vaccination heftige anaphylaktische Reaktionen auftraten, war es notwendig eine Applikationsform der Vaccine zu wählen, die bei gleichem therapeutischen Nutzen weniger Nebenwirkungen zeigte. Bereits 1926 berichtete Besredka [38] über gute klinische Ergebnisse nach oraler Vaccination, ohne daß Nebenwirkungen wie bei parenteraler Impfung gesehen wurden. Die enterale antibakterielle Vaccination wurde bisher nur vereinzelt zur Prophylaxe und Therapie von Darminfektionen eingesetzt. Dies dürfte unter anderem darauf beruhen, daß die enteralen Wirkungsmechanismen zu wenig bekannt waren.

Die Bedeutung des sekretorischen Immunsystems im menschlichen Darm zeigt Heremans [134] an einer einfachen Rechnung. Er vergleicht den Darm mit einem Hohlzylinder von 8 m Länge, 3 cm Durchmesser und 0,5 mm Mucosastärke. Pro Kubikmillimeter finden sich ca. 2×10^5 Immunglobulin produzierende Zellen. Aus der Gesamtzahl von $7,5 \times 10^{10}$ immunkompetenten Zellen errechnet sich eine Masse von 50 g, die derjenigen der Immunglobulin produzierenden Zellen der Milz entspricht.

Die für die Wirksamkeit oraler Antigengaben entscheidenden Resorptionsvorgänge wurden von Volkheimer [317] und Seifert [293] beschrieben. Volkheimer [317] konnte nachweisen, daß durch „Persorption" Stärkekörner in der Größe von Bakterien die Darmwand passieren. Seifert [293] zeigte, daß auch hochmolekulare Proteine intakt aus dem Darmlumen in das Gefäßsystem aufgenommen werden.

Die vorliegende Studie dient nicht nur der notwendigen Prüfung einer oralen Vaccinationsbehandlung, sondern sollte auch weitere Kenntnisse über die enterale Beeinflußbarkeit des Immunsystems liefern.

4.2 Wirksamkeit

Vor hundert Jahren (1878) schrieb Rosenbach [276]: „Der die Osteomyelitis bedingende Infektionsstoff hat im Blut das Vermögen, sich bei sehr intensiver Infektion ohne weiteres in den Knochen zu lokalisieren, oder aber es bedarf dann einer örtlichen Veranlassung gewissermaßen als Nachhilfe". Diese exakte Beobachtung beschreibt die beiden wesentlichen Voraussetzungen für die Entstehung der Osteomyelitis. Einerseits ist das Angehen der Infektion abhängig von der Zahl und Virulenz der Erreger, andererseits sind am Knochen bestimmte lokale physiologische Bedingungen oder pathologische Veränderungen hierzu notwendig.

So kann die Durchblutung nicht durch Enger- oder Weiterstellen der Blutgefäße reguliert werden. In dem starren Sinus können auf Grund der Strömungsverhältnisse Bakterien leichter hängenbleiben und damit zur Infektion führen. Nach einer Verletzung des Knochens kommen zu den speziellen physiologischen Bedingungen noch weitere infektionsfördernde Faktoren, wie intraossäre Durchblutungsstörungen auf Grund peripherer Ödeme, Zerreissung von Kapillaren, die in die Frakturzone einwachsen, durch Instabilität der Fragmente, Einwirken von bakteriellen Stoffwechselprodukten u.a.

Ende des 19. Jahrhunderts verlief eine hämatogene oder auch posttraumatische Osteomyelitis meist tödlich. Die Behandlung beschränkte sich auf eine chirurgische Herderöffnung und Drainage. Es war daher naheliegend, die neuen Erkenntnisse der Infektionsimmunologie auch auf dieses Krankheitsbild anzuwenden.

Erste Berichte über erfolgreiche Tierversuche mit Ziegen-Antistaphylokokkenserum stammen von Viquerat 1894 [316]. Canon [64] beschreibt 1922 die gute Schutzwirkung von Rekonvaleszentenserum: Wurden wachsenden Kaninchen Staphylokokken aus einer menschlichen Osteomyelitis i.v. injiziert, so kam es zu einer Osteomyelitis im Bereich der Epiphysenfugen. Tiere, die 3–5 Std. vor der Staphylokokkeninjektion Rekonvaleszentenserum eines Kindes erhalten hatten, das von einer Osteomyelitis genesen war, zeigten keine Infektion.

Die klinische Gabe von menschlichem Rekonvaleszentenserum konnte aus verständlichen Gründen nur in Einzelfällen durchgeführt werden [120, 191, 192, 285].

Breite Anwendung fand ein tierisches antibakterielles Serum, das sogenannte Antisepton H.J. Ganslmayer [99, 113, 181, 282]. Es wurde über gute Erfolge in Prophylaxe und Therapie der veterinärmedizinischen Eiterungen berichtet. Das Serum wurde auch in der Zahnmedizin und zur Behandlung menschlicher Osteomyelitiden benutzt. Von 300 Patienten mit chronischer Osteomyelitis, die dieses Serum erhalten hatten, zeigten nach Scheibner [282] 1/3 eine „Heilung", 1/3 eine Besserung und 1/3 keine klinische Reaktion.

Bei der Behandlung der chronischen posttraumatischen Osteomyelitis mit tierischen Antiseren bestand die große Gefahr der Sensibilisierung mit nachfolgenden anaphylaktischen Reaktionen, so daß dieser Form der Behandlung keine große Bedeutung mehr zukommt.

Kontrollierte Studien über eine Therapie der menschlichen Osteomyelitis mit γ-Globulin liegen bisher nicht vor, obwohl in einer tierexperimentellen Arbeit von Apanasenko [18] beste Ergebnisse erzielt wurden.

Angeregt durch die Entdeckung des Leukocidins durch Van de Velde [311, 1884], eines aus Staphylokokken filtrierbaren leukocytenzerstörenden Stoffes, wurden weitere Bakterientoxine gefunden und deren Wirkung beschrieben. Zahlreiche Arbeitsgruppen versuchten, durch die Verabreichung von Antitoxinen Infektionskrankheiten therapeutisch zu beeinflussen [60, 76, 105, 119, 150, 185, 217, 229, 231, 241, 246, 254, 265, 306, 327, 328, 335]. Dolman [87] berichtete 1932 über die Antitoxinbehandlung bei 32 Patienten mit sogenannter septischer Staphylokokken-Osteomyelitis. Die Letalität der behandelten Gruppe lag mit 31% deutlich unter der einer gleich großen Kontrollgruppe mit 50% Letalität.

Neuerdings berichtete S. Mudd [230, 1965] über ausgedehnte Untersuchungen zur Antigenität von Staphylokokken-Leukocidin-Toxoid beim Menschen. Patienten mit chronischer Staphylokokken-Osteomyelitis zeigten keine „optimale" Immunantwort auf die Testung mit Antileukocidin und Anti-α-Toxin. Durch therapeutisch wirksame Injektionen von Toxoid konnte ein signifikanter Titeranstieg gegen beide Toxine erreicht werden. Eine klare Beweisführung des klinischen Wertes dieser Therapie steht jedoch aus:

„Nach dem klinischen Eindruck ging es den so behandelten Patienten wesentlich besser als es ohne Immuntherapie zu erwarten gewesen wäre. Es erschien daher nicht erlaubt, Kontrollgruppen zu bilden, denen diese Therapie vorenthalten würde".[1]

Neben diesen beiden Möglichkeiten der Serum- und Antitoxinbehandlung wurde besonders die aktive antibakterielle Immunisierung intensiv untersucht.

Bereits 1921 galt der Vaccinetherapie bei osteoarticulärer Infektion ein Hauptthema des französischen Chirurgenkongresses [83, 110]. Es wurde über gute klinische Ergebnisse sowohl mit Autovaccine wie auch mit Poolvaccine berichtet. Übereinstimmend wurde jedoch betont, daß trotz der ermutigenden Erfolge die chirurgische Therapie nicht durch eine Vaccinetherapie ersetzt werden kann.

Mit der Entdeckung der Sulfonamide wandte sich das Interesse der Chemotherapie zu [45]. Von ihr wurde eine sichere und vor allem nebenwirkungsfreie Infektbekämpfung erwartet.

Erst 1933 berichtete Philipowicz [244, 245] erneut enthusiastisch über die Erfolge der Vaccinetherapie bei chronischer Osteomyelitis. Er beschrieb verschiedene Mono- und Mischvaccinen und gab eine Zusammenfassung sämtlicher damals gebräuchlicher Impfmethoden. Schick [283] bestätigte die Angaben von Philipowicz [244, 245]. Bei 30 von ihm behandelten Patienten mit chronischer Osteomyelitis kam es mit einer Ausnahme

---

[1] „Clinical impressions of the cases were that the patients did appreciably better than would have been expected without immune therapy, but of course it has not been feasible to observe matched control cases without such therapy"

nach der parenteralen Vaccinetherapie zur völligen Abheilung. Nicht nur über gute Ergebnisse, sondern auch über erfolglose Vaccineversuche liegen Berichte vor. So konnte Struppler und Heinrich [304] die guten Ergebnisse mit der Schickschen [283] Vaccine bei 20 Patienten nicht reproduzieren. Sie sahen aber doch einen gewissen günstigen Einfluß auf das Krankheitsgeschehen.

Borsalino [48] kommt 1971 zu dem Schluß, daß auch heute in der Antibioticaära die parenterale Gabe von Autovaccine bei der Behandlung der Osteomyelitis von Vorteil sein kann, da sie am besten die körpereigene Abwehrkraft zu stimulieren vermag.

An dieser Stelle muß kurz auf den vermeintlichen Gegensatz Antibioticatherapie–Autovaccinetherapie eingegangen werden. Wie schon einmal bei der Einführung der Sulfonamide, so wurde auch auf das Penicillin die Hoffnung gesetzt, daß das Infektionsproblem jetzt zu lösen sei. Entsprechend wurde der klinischen Infektionsimmunologie weniger Aufmerksamkeit gewidmet. Die chronischen posttraumatischen Osteomyelitiden konnten jedoch auch durch oder gerade durch die Langzeitgabe von Antibiotica nicht günstig beeinflußt werden. Auch bereitet ein zunehmender Keimwechsel mit immer neuen Resistenzmustern therapeutische Probleme [223]. Patienten mit chronischer posttraumatischer Osteomyelitis zeigen vermehrt gramnegative Keime, die meistens mit nosokomialen Keimen identisch sind [2, 7, 11, 23, 29, 37, 56, 57, 69, 81, 94, 98, 173, 174, 176, 183, 199, 208, 210, 238, 239, 240, 242, 248, 268, 273, 314, 321]. Die Veröffentlichungen über die Unsicherheit der Antibioticatherapie mehren sich [136, 137, 140, 141, 167, 197, 198, 214, 250]. Contzen [75] spricht von einer Maskierung der Osteomyelitis durch Antibiotica. Popkirov [250] beschreibt sogar eine sogenannte Antibioticaosteomyelitis. In den „Grundregeln über die Auswirkung der Antibioticatherapie auf die Infektabwehr" kommt Clauberg [70] zu dem Schluß: „Die chemotherapeutisch ausgelöste Erregervernichtung beseitigt den zur Bildung einer spezifischen Immunisierung erforderlichen bakteriellen Reiz". Savoini [280, 281] ging dabei so weit, daß er die Autovaccinetherapie zur Konditionierung des Körpers und damit Stimulierung der eigenen Abwehrkräfte vor einer Antibioticatherapie und chirurgischen Behandlung durchführte. Er berichtete über gute Ergebnisse bei 185 nach diesem Konzept behandelten Patienten.

Letztlich stellt sich die Frage nicht nach einer chemotherapeutischen, antibiotischen oder immunologischen Infektbekämpfung, sondern nach einer biologischen Kombination beider Behandlungsmöglichkeiten.

Die Wirksamkeit der passiven und aktiven Immunisierungsmethoden zur Behandlung der chronischen posttraumatischen Osteomyelitis kann durch zahlreiche Einzeldarstellungen als bewiesen gelten, obwohl bisher keine Arbeiten vorliegen, die hierfür einen statistisch schlüssigen Beweis liefern. Die Antigene bzw. Antikörper wurden jeweils parenteral verabreicht. Von allen Autoren wurden Nebenwirkungen beschrieben. Diese reichen von der Lokalreaktion mit möglicher Muskeleinschmelzung und Abszedierung bis zu rezidivierenden Fieberschüben und anaphylaktischen Reaktionen. Sie wurden teils als Zeichen der erwünschten Immunreaktion begrüßt, teils hingenommen, da diese Therapie als ultima ratio bei behandlungsrefraktären Osteomyelitiden galt.

Auf Grund der beschriebenen Wirksamkeit einer parenteralen Vaccinetherapie bei Osteomyelitis galt es, eine Applikationsform zu wählen, bei der die Wirksamkeit erhalten blieb, die Nebenwirkungen aber ausgeschaltet wurden.

Durch die bahnbrechenden Untersuchungen von Besredka [38] ist bekannt, daß eine enterale Immunisierung gegen Bakterien möglich ist und praktisch keine Nebenwirkungen zeigt. Er wies dies unter anderem für die Ruhr nach: „Aus den Versuchen geht hervor, daß bei Kaninchen die Verfütterung von erhitzten Ruhrkulturen Immunität erzeugt, und zwar erreicht diese einen so hohen Grad, daß die Tiere in der Folgezeit eine sicher tödliche Dosis von lebenden Ruhrbazillen intravenös vertragen". Auf der Suche nach dem Mechanismus dieser Immunität zitierte Besredka [38] Chvostek [68], der im Tierversuch ebenfalls lebende und tote Ruhrbazillen verfüttert hatte und trotz der hohen klinischen Immunität der Tiere keine „agglutinierende Kraft" nachweisen konnte, dabei gleichzeitig stark schwankende bakteriolytische und antitoxische Eigenschaften des Serums fand. Er schloß daraus, daß es sich vor allem um eine lokale Immunität ohne Beteiligung von Antikörpern handeln müsse.

Nach Besredka [38] sollen die erste orale Immunisierung des Menschen gegen Ruhr Ch. Nicolle und E. Conseil [235] durchgeführt haben. Zwei Freiwillige nahmen an drei aufeinanderfolgenden Tagen Ruhrbazillen per os zu sich, die auf 72°–75° erhitzt worden waren. „15 und 18 Tage nach der letzten ‚Bakterienmahlzeit' schluckten diese beiden Personen im Verein mit zwei anderen, die nicht vorbehandelt waren und als Kontrollen dienen sollten, je 10 Milliarden virulente Shigabazillen herunter. Die beiden Kontrollen bekamen eine einwandfreie Ruhr mit Shigabazillen im Stuhl, während die beiden vorbehandelten Personen gesund blieben".

Besredka [38] gibt dann ausführliche Berichte über die orale Immunisierung bei Ruhrepidemien und Typhuserkrankungen. In Feldversuchen mit zum Teil über 30 000 oral geimpften Personen wurde die klinische Wirksamkeit klar belegt. Eine weitere wesentliche Beobachtung gelang bei einer Typhusepidemie in einer französischen Kadettenanstalt. 253 Personen erhielten TAB-inaktivierte Salmonella typhi, Salmonella paratyphi, A + B-Vaccine subcutan appliziert und 268 Personen eine orale Vaccine. Unter der per os-Vaccination kam es zu 5 Neuerkrankungen, unter den subcutan Geimpften zu 10 Neuerkrankungen. Von den Immunisierten starb niemand. Bei allen Geimpften zeigte die Krankheit einen gutartigen Verlauf. „Die Immunisierung per os gab zu Störungen keinen Anlaß und wurde von den Beteiligten bereitwilligst durchgeführt".

Seit den ersten oralen Immunisierungsversuchen Paul Ehrlichs 1891 [91] sind nach Angaben von Raettig [259] ca. 2 200 einschlägige Arbeiten zu diesem Thema erschienen. Die Wirksamkeit einer oralen antibakteriellen Vaccination konnte im Tierversuch durch verschiedene Arbeitsgruppen für verschiedene Keime (Salmonellen, Shigellen, Staphylokokken, Dyspepsiecolibakterien, Milzbrand, Candida albicans u.a.) belegt werden [51, 95, 107, 115, 145, 146, 149, 151, 166, 170, 178, 182, 187, 195, 203, 205, 207, 216, 227, 255–262, 266, 277, 284, 300, 309, 323]. Die Versuche wurden an Mäusen, Meerschweinchen, Ratten, Kaninchen, Hammeln, Schweinen, Rindern, Pferden und Affen durchgeführt.

Beim Menschen ist die klinische Wirksamkeit unbestritten für die antivirale Poliomyelitisschluckimpfung [298, 299]. Eine orale antibakterielle Vaccination des Menschen wurde gegen Salmonellen und Shigellen erfolgreich angewandt. (Übersicht der Literatur bei Raettig [259] und Besredka [38, 39].)

Insgesamt haben sich orale antibakterielle Immunisierungen bisher jedoch nicht entsprechend durchgesetzt. Als Hauptargument gegen die orale Immunisierung wurde angeführt, daß das Antigen im Magendarmtrakt denaturiert würde, so daß es keine immunologischen Reaktionen mehr eingehen könne. Dem widersprechen Angaben von Buchs [58], der nachwies, daß nur 7–22% des Nahrungseiweißes im Magen peptisch verdaut werden, während der Rest unverändert in den Dünndarm weitergeleitet wird (Tabelle 23/I).

Seifert [282] konnte zeigen, daß großmolekulare Proteine in der Lage sind, die Darmwand intakt zu passieren und dabei ihre biologische Aktivität nicht verlieren. Dies gilt

Tabelle 23. Zum Wirkungsmechanismus einer oralen Vaccination mit bakteriellen Antigenen.
Römische Zahlen: Beschreibung im Text

Darmlumen		Proteine
Duodenum		Lipopolysaccharide
Jejunum	Antigen I	Kapselantigene
Ileum ?		inaktivierte Bakterien
		lebende Bakterien
	Proteinrezeptoren II	Lymphocyten III
Darmwand	Pinocytose IV	vesikulärer Transport V
	umgekehrte	Lymphocyten III
	Pinocytose	
	Interzellulärspalten VI	Persorption VII
Peyersche	Immunantwort	
Plaques	humoral — cellulär VIII	
Ductus	Leber → Tolerogene → Unresponsivness IX	
thoracicus	Toleranz? Suppressor cells?	
Portaler	Kontakt somatisches — X	
Kreislauf	intestinales Lymphsystem	
Großer	Rezirkulation XI	
Kreislauf		
	Immunreaktion	
Chronische		
Infektion	Verminderung bakterieller Antigene XII	
(Osteomye-		
litis ..)	„Heilung"	

nicht nur im Tierexperiment, sondern auch für den Menschen. Seifert [293] verabreichte Freiwilligen oral Antilymphocytenglobulin. Dieses Protein-Molekül konnte im Serum intakt wiedergefunden werden. Die erhaltene lymphocytotoxische Aktivität wurde durch eine charakteristische Lymphopenie bewiesen (Tabelle 23/I).

Nach Volkheimer [317] können korpuskuläre Elemente passiv die Darmwand passieren, wofür er den Begriff „Persorption" prägte (Tabelle 23/VII). Er beobachtete dieses Phänomen bei der Passage enteral verabreichter Stärkekörner. Diese werden sowohl über die Lymphe als auch über den Pfortaderkreislauf abtransportiert.

Bei ähnlicher Teilchengröße war es naheliegend, die Persorption auch für große Bakterien anzunehmen.

Schlewinsky [284], Hof [147] und andere konnten zeigen, daß intakte Bakterien, z.B. lebende Staphylokokken, auf diesem Weg die Zirkulation erreichen (Tabelle 23/I). Raettig [258] und Hof [147] weisen darauf hin, daß es letztlich nur eine Frage der persorbierten Antigenmenge sei, um eine generelle Immunität zu begründen. Hof [147] nahm neben dieser Möglichkeit der Immunisierung einen weiteren Mechanismus an: Lymphocyten in den Peyerschen Plaques und zwischen den Epithelzellen liegende Lymphocyten treten in direkten Kontakt mit dem Antigen, werden anschließend in den zirkulierenden Lymphocytenpool eingeschleust und bewirken auf diese Weise die generelle Immunität (Tabelle 23/III).

Es soll nur kurz zusammengefaßt werden, durch welche Reaktionen und Mechanismen die Wirkung einer enteralen Vaccination erklärt werden kann. Einige der notwendigen Reaktionsabläufe sind gut untersucht, für andere konnten bisher nur Arbeitshypothesen aufgestellt werden (Tabelle 23).

Verabreicht man eine Lösung, z.B. eine Antigenaufschwemmung, oral auf nüchternen Magen, so gelangt ein großer Teil dieser Flüssigkeit entlang der kleinen Kurvatur in das Duodenum. Die Antigene (Tabelle 23/I, Proteine, Lipopolysaccharide, Kapselantigene, inaktivierte Bakterien, lebende Bakterien) erhalten also direkten Kontakt mit der Schleimhaut von Duodenum und Jejunum [58]. Wesentlich ist nun, daß ihre antigenen Eigenschaften bei der Passage durch die Darmwand nicht verloren gehen. Verschiedene Transportmechanismen sind bisher experimentell belegt, die diese Forderung erfüllen: In den Mikrovilli der Darmschleimhaut befinden sich Oberflächenrezeptoren, die in das Darmlumen reichen und dort Proteine, z.B. γ-Globuline binden können (Tabelle 23/II). Durch Pinocytose (Tabelle 23/IV) werden die gebundenen Eiweißmoleküle in Vacuolen aufgenommen (Tabelle 23/V), durch die Zelle geschleust und durch eine umgekehrte Pinocytose (Tabelle 23/VI) intakt in die Interzellularspalten abgegeben (Brambell Rezeptor Hypothese) [133].

Lymphocyten aus den Lymphbahnen des Darmes und der Peyerschen Plaques können direkt in das Darmlumen einwandern (Tabelle 23/III), Antigene an ihrer Oberfläche binden und diese durch die Darmwand in das intestinale Lymphgewebe transportieren [319]. Als Persorption bezeichnet Volkheimer [317] die passive Durchwanderung der Darmwand durch Partikel in der Größe von Stärke-Körnern und Bakterien (Tabelle 23/VII). Er nimmt an, daß die Peristaltik diese Partikel durch die Schleimhaut hindurch in die Lymphbahnen „knetet".

Zwischen den Zellen der Darmwand finden sich elektronenoptisch sichtbare Interzellularspalten (Tabelle 23/VI) als direkte Verbindung zwischen Darmlumen und Lymphsystem. Es ist denkbar, daß nicht nur γ-Globuline [293], sondern auch Bakterien auf diesem Weg die Darmwand passieren können.

Das über diese Transportmechanismen intakt aufgenommene Antigen erreicht auf seinem weiteren Weg via Lymphbahnen die Peyerschen Plaques und via Pfortader die Leber. Die Immunantwort auf das eingeschleuste Antigen wird also in diesen beiden Organen vorbereitet oder stattfinden (Tabelle 23/VII). An dieser Stelle des Reaktionsablaufes dürfte auch eine Erklärung für das unterschiedliche Verhalten des Organismus auf enterale bzw. parenterale Antigenexposition zu finden sein.

Seit den Untersuchungen Paul Ehrlichs [91] ist immer wieder beschrieben worden, daß enteral (mit der Nahrung) aufgenommene Antigene ohne Nebenwirkungen vertragen werden, während die gleichen Antigene bei parenteraler Injektion heftige anaphylaktische Reaktionen auslösen [38, 68, 235, 258, 293]. In einer Arbeitshypothese wird angenommen, daß durch die enterale Aufnahme eines Antigens eine Toleranz erzeugt wird, die eine Antigen-Antikörperreaktion im intestinalen Lymphsystem verhindert [293]. Tatsächlich konnte Cantor [65] nachweisen, daß in die Pfortader applizierte Antigene durch die Leberpassage zu Tolerogenen werden (Tabelle 23/X). Sollte auf diesem Weg eine echte Toleranzinduktion möglich sein, so würde dies nicht nur die „Reaktionslosigkeit" (unresponsivness) auf die therapeutisch zugeführten Antigene erklären, sondern auch die gute Verträglichkeit aller mit der Nahrung aufgenommenen antigenen Substanzen.

Andere Arbeitsgruppen [134, 229, 234] weisen auf die protektive Wirkung von IgA hin, das im Darmlumen, der Darmwand und dem intestinalen Lymphsystem in hoher

Konzentration vorkommt (Tabelle 23/VIII). IgA hat die Eigenschaft, durch Komplexbildung mit den enteral aufgenommenen Antigenen deren spezifische Wirkung zu hemmen. Ob und inwieweit die Immunantwort in der Darmwand durch spezielle Suppressor Zellen unterdrückt wird, ist bisher nicht geklärt.

Über den Ductus thoracicus und die obere Hohlvene werden im weiteren Verlauf nicht nur intaktes Antigen, sondern auch dessen Reaktionsprodukte (Immunglobuline, memory cells ...) in den großen Kreislauf eingeschwemmt. Es ist anzunehmen, daß jetzt ein Austausch zwischen dem intestinalen und somatischen Lymphsystem stattfindet (Tabelle 23/ X, XI, Abb. 19). Die folgenden Reaktionen dürften sich nun wie nach einer parenteralen Antigengabe abspielen. Dabei gelangen Immunglobuline und immunkompetente Lymphocyten mit den bakteriellen Antigenen des entsprechenden Krankheitsherdes (Osteomyelitis, Peritonitis) in Kontakt. Es kann so zu der für eine „Heilung" notwendigen Verminderung bakterieller Antigene kommen (Tabelle 23/XII).

Auf Grund dieser Vorstellungen muß nochmals betont werden, daß eine immunologische Behandlung der chronischen posttraumatischen Osteomyelitis nur zusätzlich zur chirurgischen Therapie erfolgen sollte. Solange Instabilität, Nekrosen und Sequester vorhanden sind, ist eine antibakterielle Vaccination sinnlos. Der Ansicht von Groß [120], daß die Autovaccinebehandlung eine Konditionierung des Organismus für eine erfolgreiche chirurgische Behandlung bewirkte, muß daher entgegen gehalten werden, daß erst durch die exakte chirurgische Revision die Voraussetzung für eine zusätzlich erfolgversprechende Vaccinebehandlung geschaffen wird.

Auf Grund der Annahme Besredkas [38], daß eine enterale antibakterielle Vaccination nur zu einer lokal begrenzten Immunität führe, wurden bisher fast ausschließlich bakterielle Darminfektionen näher untersucht. Es sollte daher in einem eigenen Tiermodell geprüft werden, ob nach enteraler Gabe von verschiedenen Vaccinen aus Pseudomonas aeruginosa ein Impfschutz gegen eine intraperitoneale Infektion nachweisbar ist. Als Vaccinekeim wurde ein aus einer menschlichen Osteomyelitis angezüchteter Pseudomonas aeruginosa Stamm verwendet, da dessen Vorkommen in der Klinik zunimmt und andererseits seine parenterale Vaccination gut untersucht ist.

Die Wirkung einer enteralen antibakteriellen Vaccination gegen Osteomyelitis kann im Tierversuch nicht geprüft werden, da es bisher nicht gelang, ein Tiermodell zu entwickeln, das der chronischen Form der menschlichen Osteomyelitis vergleichbar wäre.

Von Alexander, Fisher, Neter, Munster, Jones und anderen [8, 9, 55, 79, 102, 103, 108, 160, 236, 243, 253, 328] konnte in detaillierten experimentellen und klinischen Studien gezeigt werden, daß eine parenterale aktive Immunisierung gegen Pseudomonas aeruginosa möglich ist. Durch eine intradermale bzw. intramuskuläre Applikation einer polyvalenten Vaccine konnte Alexander [10] bei 320 Patienten mit schweren Verbrennungen die Letalität von 18,7 auf 3,1% senken. Bei der Kombination von aktiver Impfung und passiver Zufuhr von Pseudomonas-Hyperimmunglobulin kam es bei 186 Verbrennungspatienten zu keinem infektionsbedingten Todesfall mehr. Die Nebenwirkungen der s.c. und i.m. Vaccineinjektionen wurden von Alexander [10] mit Übelkeit, Fieber und lokalen Reaktionen beschrieben.

In eigenen Vorversuchen konnten die Angaben Raettigs [258] bestätigt werden, daß der Impfschutz direkt abhängt von der Antigendosis und der Dauer der Antigenapplikation. Raettig gibt als optimale orale Impfdosis für die Maus 1×10^9 Keime an je 5 aufeinanderfolgenden Tagen an.

Unsere Untersuchungen beim Meerschweinchen zeigten, daß der höchste Impfschutz durch eine orale Gabe von 1 x 10^9 lebenden Keimen an je 10 Tagen erreicht wird. Eine einmalige Vaccination mit 1 x 10^9 lebenden Keimen führte nur bei 33% der untersuchten Tiere zu einem Impfschutz, so daß eine weitere Antigenproduktion durch Keimvermehrung im Darm wohl nicht stattgefunden hat.

Auf einen wesentlichen Befund der Tierversuche sei besonders hingewiesen. Ein signifikanter Impfschutz konnte nicht nur durch die orale Gabe von Lebendvaccinen erreicht werden, sondern auch durch die orale Applikation hitzeinaktivierter Bakterien. Nach oraler Vaccination mit lebenden Pseudomonaskeimen überlebten 78% der Tiere eine intraperitoneale Kontrollinfektion im Gegensatz zu 7% der unbehandelten Tiere (p < 0,0005). Der Impfschutz nach oraler Gabe hitzeinaktivierter Keime lag mit 68% ebenfalls hochsignifikant (p < 0,005) über dem der Kontrolltiere und war damit vergleichbar der subcutanen Vaccination mit 66% überlebenden Tieren. Auch durch die orale Verabreichung löslicher Bakterienantigene konnte mit 56% überlebenden Tieren im Vergleich zu den unbehandelten Kontrollen (7%) ein hochsignifikanter Impfschutz (p < 0,0005) erzielt werden. Die antigenhaltige Lösung wurde dadurch gewonnen, daß alle corpusculären Bestandteile der hitzeinaktivierten Keime durch Zentrifugation entfernt worden waren.

Der Tierversuch zeigte weiter, daß bei oraler wie subcutaner Vaccination sowohl eine deutliche Stimulation der Immunglobulinproduktion als auch eine Zunahme des Komplementfaktors C_3 eintritt. Nach Bjornson [43, 44] ist die protektive Wirkung der Vaccination gegen Pseudomonas aeruginosa nicht allein durch eine direkte Wirkung der Immunglobuline erklärbar. Wesentlich ist vielmehr die Komplementaktivierung, um eine leukocytäre Phagocytose zu induzieren. Eine Differenzierung von natürlichen Antikörpern und Immunantikörpern gegen Pseudomonas aeruginosa ist nach Bjornson [43, 44] durch die passive Hämagglutination nicht möglich.

Beim Vergleich der durch die orale Vaccination stimulierten Immunglobulinwerte mit dem tatsächlichen Impfschutz ergibt sich keine direkte Beziehung. Bereits Besredka [38] wies darauf hin, daß bei parenteraler Vaccination reproduzierbare Antikörper-Titer meßbar sind, während diese bei oraler Vaccination inkonstant oder nicht vorhanden sind. Dies dürfte nicht nur auf einer zu wenig empfindlichen Meßmethoden beruhen. Nach enteraler Antigenexposition unterliegt die Immunantwort speziellen Mechanismen (Abb. 19), die in ihren Einzelheiten noch nicht aufgeklärt sind (Toleranzinduktion, celluläre Bindung von Antigen, Suppressor Zellen ...).

Auch hierin wurde lange Zeit ein Hauptargument gegen die orale Immunisierung und deren breite klinische Anwendung gesehen: Ihre Wirksamkeit ist durch immunologische und physikalische Methoden nicht exakt erfaßbar und damit auch nicht vorhersehbar.

Einen Hinweis auf die Spezifität der Immunisierung erlaubt die Bakterienagglutination. Die nicht behandelten Kontrolltiere zeigten keinen Titer gegen O-Antigene des verwendeten Pseudomonasstammes, während bei allen vaccinierten Tieren ein Titeranstieg nachgewiesen wurde. Die Kontrollversuche mit anderen Bakterien ergaben, daß in den vaccinierten Tiergruppen keine Agglutinations-Titer gegen diese Bakterien nachweisbar waren, so daß eine spezifische Pseudomonasagglutination vorlag.

Von einer „echten" Spezifität sollte nach Braun [52] jedoch nur im genetisch definierten Modell gesprochen werden, da die allgemeine Immunantwort durch molekulare Heterogenität der spezifischen Antikörper gekennzeichnet ist.

Durch unsere Tierversuche konnte gezeigt werden, daß nach einer enteralen Vaccination mit bakteriellen Antigenen ein wirksamer Schutz gegen eine intraperitoneale Infektion entsteht.

Um die bekannten Nebenwirkungen einer parenteralen Vaccinegabe zu vermeiden, wurden im Rahmen der vorliegenden Arbeit 38 Patienten mit chronischer posttraumatischer Osteomyelitis oral mit Autovaccine behandelt. Es war daher zunächst notwendig, Daten über die pathophysiologischen Veränderungen bei chronischer posttraumatischer Osteomyelitis zu sammeln, die später zum Vergleich der Vaccinationsergebnisse herangezogen werden konnten.

Bekannt ist die fast bei allen Patienten im akuten Schub wie bei chronischem Verlauf erhöhte Blutkörperchensenkungsreaktion [74, 96, 114, 125, 137, 143, 152, 156, 163, 203–207, 218, 219, 224, 234, 267, 269, 270, 272, 289, 290, 292, 296, 313]; diese kann jedoch auch bei anderen gleichzeitig ablaufenden Infektionen erhöht sein.

Die Elektrophorese zeigt bei chronischer Osteomyelitis eine infektionstypische Dysproteinaemie.

Bei 80 Patienten mit chronischer posttraumatischer Osteomyelitis wurden Immunglobulinbestimmungen durchgeführt. Diese ergaben einen normalen IgA-Wert und einen im Durchschnitt deutlich pathologischen IgG-Wert, während IgM an der oberen Normgrenze lag. Ähnliche Daten wurden von Hierholzer [139] angegeben. Govallo [118] dagegen fand bei chronischer posttraumatischer Osteomyelitis eine allgemeine Immunglobulin-Erniedrigung ohne Detailangaben zu machen, die einen Vergleich mit unserem Patientenkollektiv zuließen.

Insgesamt konnte aus den vorliegenden Ergebnissen kein typisches Muster der Immunglobuline bei chronischer posttraumatischer Osteomyelitis abgelesen werden. Auch andere chronische Infektionen zeigen diese Veränderungen.

Bereits seit der Erstbeschreibung durch Neisser und Wechsberger 1901 [232] wird über die Aussagekraft des Antistaphylolysin-Titers Kontroverses berichtet [153, 233, 254]. Der Antistaphylolysin-Titer konnte bei den untersuchten Patienten nicht mit dem tatsächlichen Krankheitsbild korreliert werden. In einigen Arbeiten wird berichtet, daß eine prognostische Aussage über den Krankheitsverlauf aus der Titerhöhe ablesbar sei, bzw. die sogenannte Antitoxintherapie damit überwacht werden könnte [119, 130, 153, 161, 177, 229, 230, 233, 254, 302, 308, 334]. Dagegen spricht jedoch, daß 10 unserer Patienten mit nachgewiesener Staphylokokkenosteomyelitis keinen erhöhten Antistaphylolysin-Titer aufwiesen. Andere Patienten hatten erhöhte Titer ohne entsprechenden Staphylokokkennachweis weder in der Anamnese noch zur Zeit der Untersuchung. Eine prognostische Aussage über den Verlauf der Erkrankung scheint auch heute nicht möglich. Ein erhöhter Titer muß jedoch als Hinweis auf die körpereigene Reaktion gegen Staphylokokken gewertet werden.

Eine einfache Differenzierung zwischen humoraler und cellulärer Reaktionslage der einzelnen Patienten bei chronischer Staphylokokken-Osteomyelitis ermöglicht die Intracutanreaktion gegen Staphylokokkenantigen. Es fand sich eine humorale oder Sofortreaktion bei 52% und eine celluläre oder Spätreaktion bei 19% der untersuchten Patienten; bei 29% der Patienten konnte keine typische Intracutanreaktion nachgewiesen werden. Diese dritte Gruppe mit immerhin 29% der Untersuchten zeigte in der Intracutantestung also weder eine humorale noch celluläre Reaktion, so daß eine Anergie bei bestehender chronischer Staphylokokkeninfektion angenommen werden kann [13, 15, 123, 126, 222, 307, 315].

Ähnlich den theoretischen Vorstellungen von Grundmann [121], der für die Entstehung einer hämatogenen Osteomyelitis drei Stadien forderte: Inkubation, Hyperergie und Immunität, machte Ring [269] den Versuch, die Patienten in drei immunologische Reaktionsgruppen einzuteilen: anerg, humoral hyperimmun und cellulär hyperimmun. Den schwersten Krankheitsverlauf zeigten Patienten mit cellulärer Überempfindlichkeit [269]. Diese Angaben können zunächst nur als Arbeitshypothese gewertet werden. Bei einer relativ kleinen Zahl an Patienten wurden eine Vielzahl verschiedener pathophysiologischer Veränderungen gefunden, so daß eine statistische Sicherung dieser Gruppenzuordnung nicht möglich ist.

Die Auswahl der Patienten zur Autovaccinebehandlung erfolgte daher nach Zufallskriterien.

Die Wirksamkeit einer oralen Vaccination ist abhängig von der entsprechenden Dosierung des Antigens [147, 258, 293]. Vorversuche ergaben, daß eine orale Gabe von 1×10^9 inaktivierten autologen Keimen pro Tag und Patient technisch möglich ist. Es wurden jedoch auch Einzeldosen von 1×10^{12} inaktivierten Keimen komplikationslos vertragen. Um eine hohe Antigenmenge zu verabreichen, wurde über einen Zeitraum von 60 Tagen therapiert. Zusätzliche resorptionsfördernde Adjuvantien wie Galle [38], Harnstoff [301], EDTA oder Trasylol [293] wurden nicht gegeben.

Zur Abwehr bakterieller Infektionen sind Immunglobuline notwendig [134, 144, 153, 234]. Es wurde daher untersucht, welche Veränderung der Serum-Immunglobulin-Spiegel vor, während und nach der Vaccination zeigte.

Von besonderem Interesse war dabei die Verlaufskurve von IgA, das in großer Menge im Magen-Darmtrakt produziert wird.

In der Form des sekretorischen IgA ist es im Darmlumen weitgehend vor enzymatischem Abbau geschützt und kann so durch Komplexbildung mit Antigenen die Darmschleimhaut schützen [134, 234, 266].

Während der Autovaccinegabe stieg der Serum-IgA-Spiegel leicht, jedoch nicht signifikant an. Im Darmlumen ablaufende IgA-Reaktionen müssen den Serum-IgA-Spiegel nicht unbedingt verändern [19, 66, 134, 261]. So ist aus Tierversuchen [319] bekannt, daß nach enteraler Antigengabe IgA intravasal an Leukocyten gebunden vorkommt und erst am Wirkungsort freigesetzt wird. Bei lactierenden Mäusen führt eine enterale Antigenexposition zum Anstieg von IgA in der Milch, während der Serum-IgA-Spiegel keine Veränderung zeigt. Wird das Antigen jedoch parenteral verabreicht, so läßt sich ein Serum-IgA-Anstieg nachweisen [19, 230, 319]. Denkbar wäre, daß im Darm produzierte Immunglobuline an Lymphocyten gebunden im Kreislauf zirkulieren und erst bei Kontakt mit einem entsprechenden Antigen (Osteomyelitis) freigesetzt werden.

Unter der Autovaccinebehandlung kam es zu einem biphasischen Verlauf des Serum-IgM-Spiegels mit je einem signifikanten Gipfel in der 1. und 7. Woche. Dieser biphasische IgM-Anstieg ist nach Werner [323] eine typische Reaktion auf eine enterale Antigengabe. Er konnte am Meerschweinchen in der lamina propria des Dünndarms zwei Populationen IgM-produzierender Plasmazellen nachweisen. Eine Zellpopulation kann sowohl enteral stimuliert werden mit einem Reaktionsoptimum am 7. Tag, als auch parenteral mit einem Reaktionsoptimum am 3. Tag. Sie dürfte dem allgemeinen Immunsystem angehören, das in milzähnlicher Weise reagiert.

Die zweite Zellpopulation muß dem Immunsystem des Darmes zugerechnet werden. Ihre Reaktion kann nur durch enterale Antigengabe ausgelöst werden, der IgM-Anstieg beginnt am 18. und 19. Tag. Dies würde bedeuten, daß eine orale bakterielle „Immunisierung" (Vaccination) sogar spezifisch die humorale Abwehrkraft steigern kann.

Das Serum-IgG zeigte unter Autovaccinegabe keine signifikante Änderung. Dies könnte durch die bereits sehr hohen, pathologischen Ausgangswerte erklärt werden.

Die Serum-IgE-Spiegel änderten sich unter der Autovaccinebehandlung nicht meßbar. Eine Stimulierbarkeit von IgE auf enteralem Weg ist nach Untersuchungen von Hoffmann [148] möglich: Oral verabreichte Nahrungsmittelallergene lösten bei 75% der untersuchten Patienten mit bekannter Nahrungsmittelunverträglichkeit einen einen IgE-Anstieg aus, der so konstant sein soll, daß daraus die Diagnose IgE übertragene Nahrungsmittelallergie (IgE mediated food hypersensitivity) abgeleitet werden kann.

Einen auffallenden Befund ergab der Vergleich der Serum-IgE-Spiegel von 10 Patienten, deren klinischer Befund sich unter der Autovaccinebehandlung sehr gut gebessert hatte (um mindestens 50 Skalenpunkte), mit dem von 6 Patienten ohne sichtbare klinische Besserung. Bei der Gruppe der um mindestens 50 Skalenpunkte gebesserten Patienten fanden sich mehrfach normale IgE-Werte, während die Gruppe der nicht gebesserten Patienten konstant pathologisch erhöhte IgE-Spiegel aufwies. Der Unterschied konnte in einer Vierfeldertafel nach Fisher statistisch gesichert werden.

Ob die pathologisch erhöhten IgE-Spiegel durch eine bakterielle Gewebssensibilisierung (Infektallergie) hervorgerufen wurden, müßte in weiteren Untersuchungen geklärt werden. Dies gilt auch für die sehr interessante Frage, ob normale Serum-IgE-Spiegel ein Kriterium zur Auswahl der Patienten für eine Autovaccinetherapie darstellen, bzw. pathologisch erhöhte Serum-IgE-Spiegel eine Kontraindikation bedeuten [30, 127, 144, 159, 179, 180].

Insgesamt zeigten die Ergebnisse der Intracutantestung ein sehr heterogenes Bild. Dabei fiel auf, daß bei langdauernden, ausgedehnten Fisteleiterungen mehr die celluläre oder Spätreaktion nachgewiesen wurde, während bei leichteren Verlaufsformen der chronischen posttraumatischen Osteomyelitis die humorale oder Sofortreaktion überwog. Die Ergebnisse der Lymphocytentransformation stützen diese Hypothese. Es fand sich eine gute Korrelation zwischen Intracutantest und Lymphocytentransformation. Patienten mit einer „delayed type hypersensitivity" hatten eine hohe Transformationsrate. Patienten mit humoraler oder negativer Intracutanreaktion hatten signifikant niedrigere Transformationsraten.

Die chronische posttraumatische Osteomyelitis bietet ein sehr variables klinisches Bild. Ein wichtiger Faktor für die Bewertung einer Therapie ist die Rezidivfreiheit über einen möglichst langen Zeitraum [53, 61, 62, 112, 191, 192]. Um ein Therapieergebnis auch über einen längeren Zeitraum beurteilen zu können, müssen allgemeingültige Parameter ausgewählt werden. Diese Parameter müssen bei jedem Patienten zu jeder Zeit einfach meßbar sein. Sie müssen auch von Ärzten, die nicht an der Behandlung beteiligt sind, erstellt und beurteilt werden können. Auswärtige Befunde können in eine kontinuierliche Verlaufskontrolle mit einbezogen werden. Auch ist so eine objektive Kontrolle durch Nichtbeteiligte möglich.

Um diese Kriterien zu erfüllen, wurde eine Punkteskala aufgestellt. Drei einfache klinische Angaben wurden zur Verlaufskontrolle herangezogen: die äußeren Fistel- und Wundverhältnisse, die Röntgenbefunde und die Senkungsreaktion der Erythrocyten. Bei einer Besserung des Krankheitsbildes sinkt die Punktezahl ab. Die äußeren Fistel-Wundverhältnisse geben sichtbar Auskunft über eine bestehende Osteomyelitis. Alle 80 untersuchten Patienten hatten zunächst eine Fisteleiterung. Bei erfolgreicher Therapie heilte die Fistel ab. Damit war ein Kriterium erfüllt, um von einer sogenannten „ruhenden Osteomyelitis" [154] sprechen zu können. Jedes Osteomyelitisrezidiv hat einen erneuten Fistelaufbruch zur Folge.

Die Röntgenbilder ermöglichen eine objektive Beurteilung weiterer wesentlicher Faktoren, die eine Osteomyelitis unterhalten können bzw. die Konsolidierung erst erlauben. Als typische Befunde sieht man im Röntgenbild bei chronischer posttraumatischer Osteomyelitis Sequester, die Abhebung des Periostes mit strahlendichtem Randsaum und unregelmäßige Osteolysen mit stellenweiser Sklerosierung [61, 62, 142, 171]. Auch histologisch verschiedene Formen der Osteomyelitis zeigen entsprechend charakteristische Röntgenbilder. So finden sich bei der aggressiven Form der chronischen Osteomyelitis verstärkte Osteolysen, während die produktive Form [42] eine vermehrte Knochenneubildung erkennen läßt. Der Röntgenbefund „hinkt" bei der chronischen posttraumatischen Osteomyelitis dem klinischen Befund nach, da nur eine abgelaufene Mineralisation bzw. Demineralisation sichtbar wird. Autologe Spongiosa läßt erst 3 Monate nach der Transplantation trabeculäre Struktur erkennen. Ein Corticalisaufbau dauert ca. 7 Monate, bevor er im Röntgenbild sichtbar wird [62].

Während der notwendig langen Beobachtungszeit geben radiologische Verlaufskontrollen Auskunft, ob die Behandlung erfolgreich war und zur knöchernen Konsolidierung geführt hat [16, 20, 63, 80, 85, 132, 165, 199].

Die Senkungsreaktion der Erythrocyten ist ein in der klinischen Routine üblicher, gut reproduzierbarer und von Klinik zu Klinik vergleichbarer Laborwert. Die BKS ist bei akuter Infektion regelmäßig erhöht, während sie bei chronischer Infektion inkonstant erhöht ist.

Bei den 80 untersuchten Patienten mit chronischer posttraumatischer Osteomyelitis fand sich in 82,5% eine Senkungserhöhung. Im Verlauf einer Osteomyelitis ist die BKS ein empfindlicher Parameter für die Aktivität der Infektion [74, 125, 267, 269, 296, 313]. Bei der Beurteilung müssen jedoch weitere Faktoren mit berücksichtigt werden, die ebenfalls zu einer Erhöhung der BKS führen können (z.B. andere gleichzeitig ablaufende Infektionen und Dysproteinämien).

Die Auswertung der Gesamtergebnisse nach der Punkteskala ergab einen wesentlich günstigeren klinischen Verlauf in der mit Autovaccine behandelten Gruppe als in der Placebogruppe (p < 0,0005). Dabei ist zu bedenken, daß nur eine relativ kleine Zahl von Patienten statistisch ausgewertet werden konnte (n = 30) und daß die Osteomyelitis jedes Patienten ein individuelles Bild zeigte (Bakteriologie, Alter, Lokalisation, Dauer ...).

Als Erfolg der oralen Autovaccinebehandlung darf schon gewertet werden, wenn nur einzelne Patienten durch diese zusätzliche Therapie von ihrer floriden Osteomyelitis befreit werden.

4.3 Nebenwirkungen

Die Nebenwirkungen bei intradermaler, subcutaner, intramusculärer und intravenöser Impfstoffgabe können von der harmlosen Lokalreaktion bis zur Todesfolge reichen [259, 298, 299, 300]. Die Komplikationen hängen ab von der Impfstoffart, ob Lebendvaccine oder inaktivierter Impfstoff verabreicht wird, von der applizierten Impfstoffmenge und von den in der Vaccine vorhandenen Fremdstoffen. Die Konstitution des Impflings und dessen Begleitkrankheiten, sein Alter, vor allem aber seine immunologische Reaktionsbereitschaft sind weitere wesentliche Faktoren [25, 46, 73, 135, 278, 299].

Über Nebenwirkungen der parenteralen Serum- und Vaccinetherapie bei der Behandlung der Osteomyelitis berichteten übereinstimmend alle Arbeitsgruppen. Delrez [83]

beschrieb 1921 Fieberschübe, schmerzhafte Erytheme, Abscesse und Muskeleinschmel-
zungen. Die Kliniken, die das sogenannte Antisepton Ganslmayer [113] verwendeten,
waren gezwungen, vor der eigentlichen Serumgabe eine Desensibilisierung mit kleinen
Dosen zu versuchen [99, 113, 282]. Auch bei hochgereinigten Lipopolysaccharid-Vaccinen,
wie sie von Alexander [8] intramusculär verabreicht wurden, kam es zu heftigen Nebenreaktionen.

Die Suche nach einer nebenwirkungsarmen und damit gefahrlosen Form der Vaccination
wurde bereits von Besredka 1926 [38] erwähnt. In seiner umfassenden Darstellung der da-
maligen theoretischen und praktischen Kenntnisse beschrieb er die besonders gute Verträglichkeit der Impfstoffe bei oraler Applikation. Berichte aus jüngster Zeit bestätigen dies
[147, 229, 259, 300].

Unsere Patienten mit chronischer posttraumatischer Osteomyelitis, die oral Autovaccine erhielten, zeigten während der 8wöchigen Therapie keine auffälligen Reaktionen.
Die Vaccinetherapie mußte in keinem Fall abgebrochen werden. Nimmt man an, daß die
hohen IgE-Serum-Spiegel einiger Patienten durch einen infektallergischen Prozeß bedingt
waren, so war es auffallend, daß auch diese Patienten unter der oralen Autovaccinegabe
keinerlei „allergische" Nebenreaktion zeigten.

Nach der parenteralen Applikation von bakteriellen Poolvaccinen kam es zu zahlreichen
schweren Nebenreaktionen. Verschiedene unspezifische antigene und pyrogene Substanzen
sind hierfür verantwortlich [9, 10, 43, 44, 102, 103, 234]. Eine Verminderung dieser un-
erwünschten Reaktionen ist nur möglich durch die Injektion hochgereinigter Antigene.
Dies erfordert einen erheblichen Aufwand bei der Präparation und Prüfung der einzelnen
antigenen Substanzen.

Durch die gute Verträglichkeit der oral verabreichten Gesamtvaccinen scheint es daher
für die Klinik nicht notwendig zu sein, aufwendige Antigenpräparationen zu erarbeiten.
Hierin ist ein wesentlicher Vorteil der oralen Vaccination zu sehen. Die Herstellung der
Vaccine wird wesentlich erleichtert, wenn man bedenkt, daß gegen sehr unterschiedliche
Keime mit sehr verschiedenen antigenen Eigenschaften vacciniert werden soll.

Einschränkend muß jedoch angenommen werden, daß nicht gegen alle Keime ein entsprechend gleichmäßiger Impfschutz durch orale Vaccination zu erreichen ist. So ergaben
zahlreiche Versuche mit einer oralen Immunisierung gegen Typhus und Paratyphus einen
inkonstanten Impfschutz [95, 227, 229, 234, 258, 260, 266, 298, 299].

Die Frage der Induktion oder Verschlimmerung einer Erkrankung durch die parenterale
Vaccination wurde eingehend untersucht [255, 297, 298, 300]. So kann es z.B. nach
einer Pockenschutzimpfung zum Rezidiv einer bis dahin ruhenden Osteomyelitis kommen.
Ein detaillierter Katalog von Kontraindikationen soll diese Komplikationen verhindern.

Bei den beschriebenen 38 Patienten mit chronischer posttraumatischer Osteomyelitis
kam es unter der oralen Autovaccinegabe zu keiner Verschlechterung des Krankheitsbildes. Auch ergab sich kein Anhalt für eine Exacerbation anderer Begleitkrankheiten.
In den vorliegenden Publikationen über eine orale Verabreichung von bakteriellen Antigenen fand sich ebenfalls kein Hinweis auf eine krankheitsinduzierende Wirkung [38, 235,
259].

Dies gilt zunächst jedoch nur für inaktivierte bakterielle Vaccinen. Bei entsprechender
Dosierung und sicherer enteraler Applikation zeigten die bakteriellen Lebendvaccinen
im Tierversuch ebenfalls nur sehr geringe Nebenwirkungen. Die mit lebenden Pseudomonas
aeruginosa-Keimen geimpften Meerschweinchen vertrugen die Vaccination ohne Krankheitszeichen. Der Impfschutz durch Lebendvaccine lag bei 78%, während mit inaktivierter

Vaccine bei 68% der Tiere ein Impfschutz erzielt wurde. Auch andere Untersuchungen ergaben, daß durch Lebendvaccine eine höhere protektive Wirkung erreichbar ist [38, 39, 95, 284, 300, 330]. Für die gefahrlose Anwendung beim Menschen müßten jedoch umfangreiche Voruntersuchungen mit den einzelnen Lebendvaccinen durchgeführt werden. Der zu erwartende bessere Impfschutz würde dies aber nur in Sonderfällen rechtfertigen.

Die orale Vaccination mit bakteriellem Antigen ist einfach durchführbar, belastet den Patienten nicht und ist weitgehend frei von Nebenwirkungen. Eine klinische Anwendung könnte daher auch bei anderen Infektionen versucht werden, wie bei rezidivierenden und chronischen Harnwegsinfektionen, bei chronischen bakteriellen Nasennebenhöhleneiterungen, Bronchopneumonien und Dermatitiden.

Übergeordnetes Ziel muß jedoch bleiben, die Entstehung von Infektionen zu verhindern [57, 175]. Die Prophylaxe der Infektionen in der Chirurgie kennt bisher zwei Möglichkeiten: Die Verhinderung der exogenen Kontamination (Operationstechnik, laminar air flow ...) [5, 50, 67, 69, 200, 228, 264, 291] und die Gabe von Antibiotica. Die heutigen Kenntnisse der oralen Immunisierung lassen diese als faszinierende dritte Möglichkeit der Infektionsprophylaxe erscheinen [172, 305, 322]. Eine derartige Prophylaxe müßte z.B. gegen nosokomiale Infektionen versucht werden; sie wäre nicht nur einfach, sondern für den Patienten auch angenehm und gefahrlos durchführbar.

5 Zusammenfassung

Im Tierversuch (Meerschweinchen) wurde geprüft, ob durch eine enterale Applikation verschiedener Vaccinen aus Pseudomonas aeruginosa ein Impfschutz gegen eine intraperitoneale Infektion erzeugt werden kann. Es konnte gezeigt werden:

1. Nach oraler Vaccination mit lebenden Pseudomonas aeruginosa Keimen überlebten 78% der behandelten Tiere eine intraperitoneale Pseudomonasinfektion. Von den unbehandelten Tieren überlebten nur 7%. Dies bedeutet einen hochsignifikanten Impfschutz ($p < 0,0005$).
2. Einen ebenfalls hochsignifikanten Impfschutz ($p < 0,0005$) erzielte die orale Vaccination mit hitzeinaktivierten Keimen, es überlebten 68% der Tiere die intraperitoneale Infektion.
3. Im Vergleich zu den unbehandelten Tieren zeigten alle oral vaccinierten Tiergruppen einen signifikanten Anstieg der Serumspiegel von IgG und IgM, der Gesamtimmunglobuline und der Komplementfraktion C_3.
4. Die Titer der Bakterienagglutination waren nach oraler Gabe von Pseudomonasvaccinen signifikant erhöht und spezifisch gegen Pseudomonas aeruginosa gerichtet.

Bei 80 Patienten mit chronischer posttraumatischer Osteomyelitis wurden immunologische Untersuchungen durchgeführt. 38 dieser Patienten erhielten zusätzlich zur chirurgischen Therapie eine orale Autovaccinebehandlung.

Die Ergebnisse zeigen:

1. Bei den meisten untersuchten Patienten fanden sich pathologische Immunreaktionen. Eine statistisch gesicherte Zuordnung der einzelnen Patienten zu bestimmten Reaktionsmustern (humoral, cellulär, anerg) war jedoch nicht möglich.
2. Bei 31 von 80 Patienten, die zusätzlich zur chirurgischen Therapie oral mit Autovaccine behandelt worden waren, kam es zur klinischen Abheilung mit Umwandlung einer floriden in eine „ruhende" Osteomyelitis. Die restlichen 7 Patienten hatten sich unter der Therapie nicht verschlechtert.
3. 18 Patienten konnten 5 Jahre nach der zusätzlichen oralen Autovaccinetherapie nachuntersucht werden. 17 Patienten waren beschwerde- und rezidivfrei, bei einem Patienten war es nach einer Refraktur zu einem erneuten Infektionsschub gekommen.
4. Die orale Gabe der Autovaccine wurde von allen Patienten sehr gut vertragen. Nebenwirkungen der oralen Autovaccinetherapie wurden nicht beobachtet.

Die orale Vaccination sollte nicht nur zur Therapie bestehender Infektionen angewendet werden. Die experimentellen und klinischen Ergebnisse weisen darauf hin, daß die orale antibakterielle Vaccination auch eine billige und gefahrlose Infektionsprophylaxe ermöglichen könnte.

6 Literatur

1 Abel DL, Johnson JJ (1975) Closed-wound irrigation of compound and contaminated fractures as a preventive and treatment for osteomyelitis. Vet Med Small An in Clin P:1425—1431

2 Adam D (1977) Akute und chronische Osteomyelitis im Kindesalter. Bayer Zahnärztebl 32:323—324

3 Adam D, Marget W (1971) Die Rolle des Wirts bei der klinischen Wirkung der antibakteriellen Chemotherapie. Med Klin 66:344—351

4 Adams MB, Aguilar-Torres FG, Rytel MW (1976) Detection of pseudomonas antigen by counterimmunoelectrophoresis. Surg Forum 27:3—5

5 Aglietti P, Salvati EA, Wilson PD (1973) A study of the effectiveness of a surgical unidirectional filtered air flow unit during total pro-thetic replacements of the hip. Arch Orthop Unfallchir 77:257—268

6 Albee FH (1939) The treatment of osteomyelitis septicemia by bacteriophage. J Rocky Mount Med 43:616—621

7 Alexander JW (1973) Nosocomial infections. In: Alexander JW (ed) Current problems in surgery. Year Book Medical Publishers, Chicago, pp 1—54

8 Alexander JW, Fisher MW (1974) Immunization against pseudomonas in infection after thermal injury. J Infect Dis 130:152—158

9 Alexander JW, Fisher MW, MacMillan BG, Altemeier WA (1969) Prevention of invasive pseudomonas infection in burns with a new vaccine. Arch Surg 99:249—256

10 Alexander JW, Fisher MW, MacMillan BG (1971) Immunological control of pseudomonas infection in burn patients: a clinical evaluation. Arch Surg 102:31—35

11 Alexander M (1977) Erregerwechsel in verschiedenen Krankenhausbereichen im Verlaufe der letzten 20 Jahre unter Einfluß der Antibiotikabehandlung. Immun Infekt 5:62—65

12 Altenstein G (1965) Die Behandlung der chronischen Osteomyelitis unter Verwendung des „Kieler Knochenspans". Verh Dtsch Orthop Ges 51:225—227

13 Anderson HCl (1976) Osteogenetic epithelial-mesenchymal cell interactions. Clin Orthop 119:211:224

14 Andriole VT, Nagel DA, Southwick WO (1974) Chronic staphylococcal osteomyelitis: an experimental model. Yale J Biol Med 1:33—39

15 Anikina AT, Golosova TV (1971) The state of certain immunity indices in various diseases of staphylococcus etiology. Zh Mikrobiol Epidemiol Immunobiol 48:83—87

16 Ansorg P, Graner G, Voigtsberger P (1977) Behandlung und Ergebnisse nach innerer Stabilisierung infizierter Tibiapseudarthrosen. Beitr Orthop Traumatol 24:168—174

17 Antoniou D, Conner AN (1974) Osteomyelitis of the calcaneus and talus. J Bone Joint Surg [Am] 56:338—345

18 Apanasenko BG, Kornev VV, Marzinakov VM, Telesova VA (1976) Die Möglichkeiten der immunologischen Prophylaxe gegen die durch Schußverletzungen verursachte Osteomyelitis im Tierversuch. Voen Med Zh 4:71—73

19 Artenstein MS (1975) Antibacterial aspects of local immunity. In: Neter E, Milgrom F (eds) The immune system and infectious diseases. Karger, Basel

20 Axhausen W (1952) Die Knochenregeneration — ein zweiphasiges Geschehen. Zentralbl Chir 77:435

21 Axhausen W (1966) Die chronische Osteomyelitis in der antibiotischen Ära. Med Welt 35:(I)230—234

22 Axhausen W, Schweiberer L (1966) Ergebnisse der „offenen" Behandlung chronisch-osteomyelitischer Knochenhöhlen. Zentralbl Chir 91:477—484

23 Axler DA, Terlecky B, Abramson C (1977) The microbiologic aspects of osteomyelitis. J Am Podiatry Assoc 67:691–701

24 Azuma H, Kondo T, Mikami M (1976) Treatment of chronic osteomyelitis by transplantation of autogenous omentum with microvascular anastomosis. Acta Orthop Scand 47:271–275

25 Bachmann HJ, Schriever O, Havers W (1977) BCG-Osteomyelitis und BCG-Arthritis als Komplikationen nach BCG-Impfung. Med Klin 72:1814–1817

26 Baer (1936) zit. nach Lexer E Pyogene Infektionen und ihre Behandlung. Enke, Stuttgart (Neue Deutsche Chirurgie, Bd 56)

27 Baker CJ, Kasper DL, Tager IB, Paredes A, Alpert S (1977) Quantitative Determination of antibody to capsular polysaccharide in infection. J Clin Invest 59:810–818

28 Baker LD, Shands AR (1939) Acute osteomyelitis with staphylococcemia. JAMA 113:2119–2124

29 Baltimore RS, Dobek AS, Stark FR, Artenstein MS (1974) Clinical and epidemiological correlates of pseudomonas typing. J Infect Dis 130:53–60

30 Barsoum AL, Kuwert EK (1977) Circulating IgE levels in a normal human population. Z Immunitätsforsch Immunobiol 152:388–401

31 Bartrop RW, Luckhurst E, Lazarus L, Kiloh LG (1977) Depressed lymphocyte function after bereavement. Lancet 8016:834–836

32 Bauernfeind A, Petermüller C, Burrows DR (1978) Modifiziertes Verfahren zur Pyocintypisierung von Pseudomonas aeruginosa. Zentralbl Bakteriol [Orig A] 240: 271–278

34 Becker W, Rapp W, Schwick HG, Störiko K (1968) Methoden zur quantitativen Bestimmung von Plasmaproteinen durch Immunpräzipitation. Z Klin Chem 6:113–224

33 Becker W (1969) Bestimmung von Antiseratitern mit Hilfe der einfachen radialen Immundiffusion. Immunochemistry 6:539

35 Bedacht R (1970) Kollagenanwendung bei posttraumatischer chronisch rezidivierender Osteomyelitis. In: Hierholzer G, Rehn J (Hrsg) Die posttraumatische Osteomyelitis. Schattauer, Stuttgart, S 136

36 Bedacht R, Pöschl M (1971) Die chronische Osteomyelitis – Diagnose und Therapie. Münch Med Wochenschr 113:524–530

37 Bennett JV (1974) Nosocomial infections due to pseudomonas. J Infect Dis 130:4–7

38 Besredka A (1926) Die lokale Immunisierung spezifischer Verbände. J.A. Barth, Leipzig

39 Besredka A (1928) Etudes sur l'Immunité dans les Maladies Infectieuses. Masson, Paris

40 Bikfalvi A, Ecke H (1966) Die Behandlung der chronischen Osteomyelitis mit der Eigenblut-Antibiotika-Plombe. Bruns Beitr Klin Chir 201:190–207

41 Bikfalvi A, Ecke H, Schleifer D (1963) Die Eigenblut-Antibiotica-Plombe in der Therapie der chronischen Osteomyelitis. Unfallheilkunde 66:258–261

42 Bischofsberger C (1954) Das Krankheitsbild der chronischen Osteomyelitis, Ursache, Behandlung und Folgezustände. Z Orthop 84:234

43 Bjornson AB, Michael JG (1974) Factors in human serum promoting phagocytosis of pseudomonas aeruginosa. I. Interaction of opsonins with the bacterium. J Infect Dis 130:119–126

44 Bjornson AB, Michael JG (1974) Factors in human promoting phagocytosis of pseudomonas aeruginosa. II. Interaction of opsonins with the phagocytic cell. J Infect Dis 130:127–131

45 Bliss EA, Long PH (1939) Comparative therapeutic effects of sulfapyridine in experimental staphylococcus aureus infections in mice. Proc Soc Exp Biol Med 40: 34–38

46 Bodechtel G, Haas R, Joppich G, Lennartz H, Siegert R (1977) Zur Frage der Impfschäden nach der Poliomyelitis-Schluckimpfung. Münch Med Wochenschr 119: 521–528

47 Borgono JM, Corey G, Engelhardt H (1976) Field trials with killed oral thypoid vaccines. In: Regamey RH, Hennessen W, Hulse EC, Perkins FT (eds) Developments in biological standardization, vol 33. Karger, Basel, p 266

48 Borsalino G, Uluhogian S (1971) Su di un caso di osteomielite ematogena cronicizzata risolto con autovaccino. Minerva Ortop 22:23—30

49 Boyd RJ, Burke JF, Colton Th (1973) A double-blind clinical trial of prophylactic antibiotics in hip fractures. J Bone Joint Surg [Am] 55:1251—1258

50 Brady LP, Enneking WF, Franco JA (1975) The effect of operating-room environment on the infection rate after Charnley low-friction total hip replacement. J Bone Joint Surg [Am] 57:80—83

51 Brambell FWR (1966) The transmission of immunity from mother to young and the catabolism of immunoglobulins. Lancet:1087—1093

52 Braun D (1977) Immunantwort gegen Bakterienpolysaccharide: Genetik und Struktur der Antikörper. Martinsrieder Seminar 13. Dez. 1977

53 Breck LW (1937) Chronic osteomyelitis with interval of 50 years between acute attacks. Mayo Clin Proc 12:139—143

54 Brothers JR, Olson G, Polk HC (1973) Enhancement of infection by corticosteroids: experimental clarification. Surg Forum 24:30—32

55 Brühl P, Schlosser D (1969) Zur chemotherapeutischen Infektprophylaxe bei Verbrennungen. Med Klin 64/21:984—990

57 Buchholz HW, Gartmann HD (1972) Infektionsprophylaxe und operative Behandlung der schleichenden tiefen Infektion bei der totalen Endoprothese. Chirurg 43: 446—453

56 Buchholz HW (1973) Die tiefe Infektion bei der totalen Endoprothese. In: Cotta H, Schulitz K-P (Hrsg) Hüftgelenkersatz. Thieme, Stuttgart, S 157

58 Buchs S (1973) Das ungelöste Problem der Eiweißspaltung im Magen. Dtsch Med Wochenschr 98:1372—1376

59 Burky EL (1933) Studies on cultures and broth filtrates of staphylococci. J Immunol 25:419—436

60 Burnet EM (1931) The interactions of staphylococcus toxin anatoxin and antitoxin. J Pathol 34:471—478

61 Burri C (1974) Posttraumatische Osteitis. Aktuelle Probleme in der Chirurgie Bd. 18. Huber, Bern Stuttgart Wien

62 Burri C, Pässler HH, Henkemeyer H (1973) Treatment of posttraumatic osteomyelitis with bone, soft tissue, and skin defects. J Trauma 13:799—810

63 Butt WP (1973) The radiology of infection. Clin Orthop 96:20—30

64 Canon H (1922) Behandlung chirurgischer Infektionen mit autogener Vaccine. Arch Klin Chir 121:31—33

65 Cantor HM, Dumont AE (1967) Hepatic suppression of sensitization to antigen absorbed into the portal system. Nature 215:744

66 Cebra JJ, Jones PP (1975) Phylogenetic aspects of the secretory immunglobulin system: its implications as a mechanism of defense. In: Neter ES, Milgrom F (eds) The immune system and infectious diseases. Karger, Basel, p 234

67 Charnley J (1972) Postoperative infection after total hip replacement with special reference to air contamination in the operating room. Clin Orthop 87:167—187

68 Chvostek K (1908) zit n Besredka (38) Wien Klin Wochenschr:453

69 Clark RE (1973) Laminar flow VS conventional ventilation in operating rooms: results of a 3YR study of airborne bacteria in a large hospital. Surg Forum 24: 33—35

70 Clauberg KW (1960) Grundregel über die Auswirkung der Antibioticatherapie auf die Infektabwehr. Chemotherapy 1:161—167

71 Clawson DK, Davis FJ, Hansen ST (1973) Treatment of chronic osteomyelitis with emphasis on closed suction-irrigation technic. Clin Orthop 96:88—97

72 Cloninger P, Thrupp LD, Granger GA, Novey HS (1974) Immunotherapy with transfer factor in disseminated coccidioidal osteomyelitis and arthritis. West J Med 120:322—325

73 Cochran W, Connolly JH, Thompson ID (1963) Bone involvement after vaccination against smallpox. Br Med J 285–287

74 Connerth O (1925) Ueber die Senkungsgeschwindigkeit der roten Blutkörperchen nach kutaner, intra- und subkutaner Vakzination. Dtsch Med Wochenschr Bd 50: 1525–1526

75 Contzen H (1965) Zur medikamentösen Maskierung und zum Verlauf der Osteomyelitis. Verh Dtsch Orthop Ges 51:255–256

76 Copaitich T (1956) L'attività immunobiologica del vaccino stafilococcico associato con anatossina. Aggiorn Mal Infec 2:95–102

77 Cotta H, Plaue R (1972) Sekundäre Hautdeckung nach Verletzungen und bei osteomyelitischen Prozessen. Acta Traumatol 2:165–167

78 Dale DC, Reynolds HY, Pennington JE, Elin RJ, Pitts TW, Graw RG (1974) Experimental pneumonia due to pseudomonas in dogs: controlled trial of granulocyte transfusion therapy. J Infect Dis 130:143–144

79 Dale MM, Okpako DT (1969) Recovery of anaphylactic sensitivity in the guinea-pig ileum after desensitization. Immunology 17:653–663

80 Dalinka MK, Lally JF, Koniver G, Coren GS (1975) The radiology of osseous and articular infection. CRC Crit Rev Diagn Imaging:1–64

81 Daschner F, Marget W (1975) Infektionsgefährdung von Klinikpatienten durch therapeutische Maßnahmen. Münch Med Wochenschr 117:845

82 Delbarre F, Rondier J, Delrieu F, Evrard J, Cayla J, Menkes CJ, Amor B (1975) Pyogenic infection of the sacro-iliac joint. J Bone Joint Surg [Am] 57:819–825

83 Delrez L, Grégoire R (1921) Séro- et vaccinothérapie dans les affections ostéo-articulaires. Presse Méd 29:789–790

84 Deysine M, Lieblich N, Rubenstein R, Stein S, Scherer J, Isenberg H, Rosario E, Aufses AH (1974) Serum albumin alterations during experimental sepsis. Surg Forum 25:30–32

85 Deysine M, Rafkin H, Russell R, Teicher I, Aufses AH (1975) The detection of acute experimental osteomyelitis with ^{67}GA citrate scannings. Surg Gynecol Obstet 141:40–42

86 Deysine M, Isenberg H, Rosario E, Mandell Ch (1976) Experimental chronic hematogenous osteomyelitis. Surg Forum 27:527–528

87 Dolman CE (1932) Pathogenic and antigenic properties of staphylococcal toxin. Can J Public Health 23:125–128

88 Drach GW (1973) Antigens common to human and bacterial cells: increased risk of wound infection in group AB persons. Surg Forum 24:35–37

89 Dreischulte B, Mayer KH (1971) Die homologe Antikörper-Therapie bei chirurgischen Patienten. Med Welt 22:1320–1322

90 Ecke H (1970) Operative Therapie der chronischen Osteomyelitis. Münch Med Wochenschr 112:1585–1590

91 Ehrlich P (1891) Experimentelle Untersuchungen über Immunität I. Über Ricin. Dtsch Med Wochenschr 17:976–991

92 Endler F (1965) Die medikamentöse Lokalbehandlung der Osteomyelitis. Verh Dtsch Orthop Ges 51:179–185

93 Engel P, Schenck R, Witzenrath A (1977) Über reaktiv-periodische Schwankungen vegetativer Parameter nach orthopädischen Operationen. Z Orthop 115:203–208

94 Erhart O (1965) Zur „Generaltherapie" bei Osteomyelitis. Verh Dtsch Orthop Ges 51:155–157

95 Evans AJ (Hrsg) (1969) Immunization against infectious diseases. Br Med. Bull 25:119–120

96 Fanconi G (1967) Erkrankungen des Bewegungsapparates. In: Fanconi G, Wallgner A (Hrsg) Lehrbuch der Pädiatrie. Karger, Basel, S 946

97 Farmer JJ, Herman LG (1974) Pyocin typing of pseudomonas aeruginosa. J Infect Dis 130:43–48

98 Feifel G, Metz H (1975) Klinische und organisatorische Gesichtspunkte der praktischen Bekämpfung von Hospitalinfektionen. Chirurg 46:1–5

99 Fenner C, Haus O, Ganslmayer JH (1942) Erfahrungen mit dem antiseptischen Serum Antisepton J.H. Ganslmayer 600. Zahnärztl Rundschau 51:505−510
100 Finsterbush A, Weinberg H (1972) Venous perfusion of the limb with antibiotics for osteomyelitis and other chronic infections. J Bone Joint Surg [Am] 54:1227−1234
101 Fischer R (1974) Zur Immuntherapie der chronischen Osteomyelitis der Kiefer. Österr. Z Stomatol 71:390−392
102 Fisher MW, Devlin HB, Gnabasik FJ (1969) New immunotype schema for pseudomonas aeruginosa based on protective antigens. J Bacteriol 98:835−836
103 Fisher MW (1974) Development of immunotherapy for infections due to pseudomonas aeruginosa. J Infect Dis 130:149−151
104 Fitzgerald RH, Peterson LFA, Washington JA, Scoy RE van, Coventry MB (1973) Bacterial colonization of wounds and sepsis in total hip arthroplasty. J Bone Joint Surg [Am] 55:1242−1250
105 Forssman J (1933) Studien über das Staphylolysin. Biochem Z 265:291−319
106 Frenzel U (1976) Untersuchungen an Patienten mit chronischer posttraumatischer Osteomyelitis. Inaug Dissertation, München
107 Freter R (1969) Studies of the mechanism of intestinal antibody in experimental cholera. Tex Rep Biol Med 27:299−316
108 Fried DA, Munster AM (1975) Does immunosuppression by thermal injury depend on the continued presence of the burn wound? J Trauma 15:483−485
109 Friedrich B, Romen W (1975) Biomechanische Stabilität und posttraumatische Osteomyelitis. Helv Chir Acta 42:31−33
110 Fröhlich M (1921) Discussion des rapports sur la Séro- et Vaccinothérapie dans les affections ostéo-articulaires. XXX Congrès franç de chirurgie 3.-5. Okt. 1921 La presse médicale 81:806−808
111 Galeev MA, Sakhautdinov VG, Madyarov RKh, Khusatnov ShI (1974) Surgical treatment of osteomyelitis. Khirurgiia (Moskau) Bd 1, 57−61
112 Gallie WE (1951) First recurrence of osteomyelitis eighty years after infection. J Bone Joint Surg [Br] 33:110−111
113 Ganslmayer IH (1940) Serotherapie und Simultanimpfung bei den Eiterungen des Menschen und der Tiere. Berl Münch Tierärztl Wochenschr 38:453−456
114 Gedigk P, Totovič V (1974) Zell- und Gewebsschäden. Amyloidose. In: Eder M, Gedigk P (Hrsg) Lehrbuch der allgemeinen Pathologie und der Pathologischen Anatomie. Springer, Berlin Heidelberg New York, 51
115 Gharbi S (1976) Orale und endovesikale Immunisierung mit hitzeinaktivierten Coli-Bakterien bei Ratten gegenüber einer retrograden Coliinfektion der Nieren. Inaug Dissertation, Berlin
116 Gilday DL, Eng B, Paul DJ, Paterson J (1975) Diagnosis of osteomyelitis in children by combined blood pool and bone imaging. Radiology 117:331−335
117 Gillies RR, Govan JRW (1966) Typing of pseudomonas pyocyanea by pyocine production. J Pathol 91:339−345
118 Govallo VI, Kaplan AV, Grigorieva MP, Ushakova OA, Shelepina TA, Frolova LM (1974) Approaches to study of reactivity in patients with chronic osteomyelitis. Ortop Travmatol Protez 41−43
119 Gross H (1933) Über die Brauchbarkeit und den diagnostischen Wert der Antistaphylolysin-Reaktion. Klin Wochenschr 12:907−908
120 Gross H (1933) Ist eine geeignete Serumtherapie der Osteomyelitis möglich und erfolgversprechend? Z Immunitätsforsch; Immunbiol 79:455−457
121 Grundmann G (1953) Experimentelle Untersuchungen zur Pathogenese der Osteomyelitis. Langenbecks Arch Chir 277:117−142
122 Gschwend N, Scherrer H, Dybowski R, Hohermuth H, Razavi R, Staubli A, Wüthrich B, Scherrer A (1977) Allergologische Probleme in der Orthopädie. Orthopaedie 6:197−204
123 Gunnar S, Johansson O (1975) Comparison of in vivo and in vitro tests for diagnosis of immediate hypersensitivity. In: Ginish N Vyas, Daniel P Stites, George Brecker (eds) Laboratory Diagn. Immunologic Disorders. Grune & Stratton, New York 225−236

124 Habs I (1957) Untersuchungen über die O-Antigene von Pseudomonas aerug. Z Hyg 144:218–228

125 Haferkamp P (1974) Anatomie und Immunologie von Infektabwehr und Resistenz. Dtsch Med Wochenschr 99:203–209

126 Hahn H (1974) Zelluläre antibakterielle Immunität. Dtsch Med Wochenschr 99: 651–656

127 Hallmann L, Burkhart F (1974) Klinische Mikrobiologie. Thieme, Stuttgart

128 Hamblen DL (1971) Hyperbaric oxygen in treatment of osteomyelitis. Proc R Soc Med 64:1202–1203

129 Hamilton DJ (1881) On sponge-grafting. Edinb Med J 383–389

130 Hedström SA (1975) Lipolytic activity of staphylococcus aureus strains from cases of human chronic osteomyelitis and other infections. Acta Pathol Microbiol Scand [B] 83:285–292

131 Heiss F, Ecke H, Sasse S, Bikfalvi A (1965) Tierexperimentelle Untersuchungen zum Wirkungsmechanismus der Eigenblut-Antibiotika-Plombe. Verh Dtsch Orthop Ges 51:262–266

132 Hemborg A, Kempi V, van der Linden W (1976) Scintigraphy with ^{99m}Tc-Tripolyphosphate in the early diagnosis of osteomyelitis. Nuklearmedizin 15:53–55

133 Hemmings WA (1978) Antigen absorption by the gut. MTP Press, Lancaster, England

134 Heremans JF (1975) The secretory immune system. In: Neter E, Milgrom F (eds) A critical apraisal. The immune system and infectious diseases. Karger, Basel, p 234

135 Hery K, Lander E (1977) Versuch einer Bilanz von Impfschadensmöglichkeiten extraneuraler Art. Med Sachverst 73:22–26

136 Hierholzer G (1971) Pathogenese und Grundlagen der Behandlung bakterieller Infektionen. Hefte Unfallheilk 102:34–41

137 Hierholzer G (1972) Klinisch-experimentelle Untersuchungen zur chronischen posttraumatischen Osteomyelitis. Habilitationsschrift, Ruhruniversität Bochum

138 Hierholzer G (1973) Autoantikörpernachweis bei der posttraumatischen Osteomyelitis. Hefte Unfallheilk 114:149

139 Hierholzer G, Hierholzer S (1975) Immunglobulin-Bestimmungen bei der posttraumatischen Osteomyelitis. Unfallchirurgie 1:105–106

140 Hierholzer G, Lob G (1978) Antibioticatherapie in der Unfallchirurgie. Unfallheilkunde 81:64–68

141 Hierholzer G, Rehn J (1966) Zur Indikation einer zusätzlichen antibiotischen Therapie bei der chronischen Knocheninfektion. Tagg. mittelrheinische Chirurgenvereinigung 6.-8. Okt. 1966 in Homburg, Saar

142 Hierholzer G, Rehn J (1970) Die posttraumatische Osteomyelitis. Schattauer, Stuttgart New York

143 Hill J, Pitkow HS, Davis RH (1977) The pathophysiology of osteomyelitis. J Am Podiatry Assoc 67:687–690

144 Hitzig WH (1977) Plasmaproteine. Pathophysiologie und Klinik, 2. Aufl. Springer, Berlin Heidelberg New York

145 Hochstein-Mintzel V, Huber H, Stickl H (1972) Die orale und nasale Immunisierung mit Poxvirus vacciniae. III. Mitteilung: Tierexperimentelle Untersuchungen. Zentralbl Bakteriol [Orig B] 156:30–96

146 Hochstein-Mintzel V, Huber H, Stickl H (1969) Tierexperimentelle Untersuchungen über die orale Immunisierung mit Vaccinia-Virus. I. Mitteilung. Zentralbl Bakteriol [Orig B] 212:41–49

147 Hof H, Finger H (1974) Zur Entstehung der generellen Immunität nach oraler Aufnahme von abgetöteten Pertussisbakterien. Zentralbl Bakteriol [Orig A] 227: 282–288

148 Hoffman DR, Haddad ZH (1974) Diagnosis of IgE-mediated reactions to food antigens by radioimmunoassay. J Allergy Clin Immunol 54:165–173

149 Hoffmann M (1965) Tierversuche zur Schleimhautpassage und Resorptionsvirämie von T$_3$-Phagen nach oraler, trachealer und rektaler Gabe. Zentralbl Bakteriol [Orig B] 198:371–390

150 Horsch K (1935) Über die Antivirusbehandlung mit Antipiol in der Chirurgie. Zentralbl Chir 34:1990—1994
151 Huber H, Hochstein-Mintzel V, Rauchenberger P, Stickl H (1973) Die orale und nasale Immunisierung mit Poxvirus vacciniae. IV. Mitteilung: Untersuchungen bei oraler Immunisierung von Affen. Zentralbl Bakteriol [Orig B] 157:102—114
152 Hüner H (1965) Zur Ätiologie und Therapie der akuten hämatogenen Osteomyelitis. Verh Dtsch Orthop Ges 51:190—194
153 Humphrey JH, White RG (1971) Kurzes Lehrbuch der Immunologie, 3. Aufl. Thieme, Stuttgart
154 Ishizaka K, Ishizaka T (1967) Identification of E-antibodies as a carrier of reaginic activity. J Immunol 99:1187—1197
155 Ishizaka K, Ishizaka T (1971) Mechanisms of reaginic hypersensitivity: a review. Chir Allergy 1:9—24
156 Jaffe HL (1972) Metabolic, degenerative and inflammatory diseases of bones and joints. Urban & Schwarzenberg, Munich Berlin Vienna
157 Jawetz E, Melnick JL, Adelberg EA (1973) Medizinische Mikrobiologie, 2. Aufl. Springer, Berlin Heidelberg New York
158 Jentschura G (1966) Zur Frage des Heilungsbegriffes der chronischen Osteomyelitis. Z Orthop 101:587—596
159 Johansson SGO, Bennich HH, Berg T (1972) The clinical significance of IgE. Prog Clin Immunol 1:1—25
160 Jones RJ, Roe EA (1975) Protective properties and haemagglutinins in serum from humans and in serum from mice injected with a new polyvalent pseudomonas vaccine. Br J Exp Pathol 56:34—43
161 Junge U, Hoekstra J, Wolfe L, Deinhardt F (1970) Microtechnique for quantitative evaluation of in vitro lymphocyte transformation. Clin Exp Immunol 7:431
162 Joyner AL, Smith DT (1936) Acute staphylococcus osteomyelitis. Surg Gynecol Obstet 63:1—6
163 Kahn, DS, Pritzker KPH (1973) The pathophysiology of bone infection. Clin Orthop 96:12—19
164 Kaufmann C (1925) Handbuch der Unfallmedizin. Enke, Stuttgart
165 Kehr LE, Zulli LP, McCarthy DJ (1977) Radiographic factors in osteomyelitis. J Am Podiatry Assoc 67:716—732
166 Kinne-Saffran E, Kurschilgen EM, Marquardsen A, Raettig H (1968) Orale Immunisierung mit nichtvermehrungsfähigen Mikroorganismen oder ihren Antigenen. 9. Mitteilung: Tierversuche zur Schutzimpfung gegen Infektionen durch enteritiserregende Salmonellen. Zentralbl Bakteriol [Orig B] 208:37—58
167 Klemm K (1972) Zur Frage der Antibiotica-Anwendung bei posttraumatischer Osteomyelitis. Monatsschr Unfallheilk 75:423—431
168 Klemm K (1975) Beads plug the osteomyelitis gap. Med World News 3. Nov.: 24
169 Klemm K, Junghanns H (1976) Behandlungs- und Folgekosten bei posttraumatischer Osteomyelitis des Ober- und Unterschenkels. Berufsgenossenschaft 6:3—7
170 Könn G, Böhm E (1974) Pathologische Anatomie. In: Plaue R (Hrsg) Die Behandlung der sekundär-chronischen Osteomyelitis. Bücherei des Orthopäden, Bd 13, S 7. Enke, Stuttgart
171 Kordes I, Kordes B, Pichl H, Ganze B, Raettig H (1971) Orale Immunisierung mit nichtvermehrungsfähigen Mikroorganismen oder ihren Antigenen. 12. Mitteilung: Immunogenität verschieden inaktivierter S. typhi murium-Vollantigene im Mäuseschutztest. Zentralbl Bakteriol [Orig A] 217:242—253
172 Krause RM (1977) Prevention through immunization: new opportunities or end of the road? J Infect Dis 135:318—329
173 Krüger H, Malottke R, Potel J (1977) Hospitalismus durch Pseudomonas aeruginosa. Med Klin 72:1803—1807
174 Kühn H (1976) Pathomorphose infektiöser Krankheiten durch Pharmakotherapie. ZFA (Stuttgart) 17:890

175 Kuner EH, Houschyar K, Weyand F (1971) Das Osteomyelitisproblem im Wandel der Prophylaxe und Therapie. Bruns Beitr Klin Chir 219:46—55
176 Kunze H, Krämer D (1969) Antibiotisch-enzymatische Lokalbehandlung der chronischen Osteomyelitis. Med Klin 64:1608—1610
177 Kurek M, Pryjma K, Bartkowski St, Heczko PB (1977) Anti-staphylococcal gamma hemolysin antibodies in rabbits with staphylococcal osteomyelitis. Med Microbiol Immunol (Berl) 163:61—65
178 Laetsch C, Wüthrich B (1973) Zur peroralen Desensibilisierung von Inhalationsallergie im Kindesalter: Behandlungsergebnisse. Schweiz Med Wochenschr 103: 342—347
179 Lamerz R, Fateh-Moghadam A (1974) Immunglobulin E. Biochemische, immunologische Eigenschaften und klinische Bedeutung. Klin Wochenschr 52:1—17
180 Lamerz R, Fateh-Moghadam A (1974) Radioimmunologische Bestimmung von Immunglobuline E. Klin Wochenschr 52:18—23
181 Lauric B, Linhart W (1940) Zur Frage der Serumbehandlung der akuten Osteomyelitis und anderer Staphylokokken-Erkrankungen. Zentralbl Chir 49:2296—2308
182 Lefèvre H, Uecker W, Blümel P, Raettig HJ (1970) Untersuchungen zur oralen Immunisierung. Zentralbl Bakteriol [Orig B] 213:548—566
183 Legler F (1977) Antibakterielle Chemotherapie vor Erregernachweis und Antibiogramm? Med Klin 72:813—818
184 Legler F (1978) Keimresistenz: Befundvergleiche. Ärztl Prax 30:154
185 Lejeune E, Bertoye A, Bouvier M, Queneau P, Bertrand JL, Perrier J (1973) Apport du Dosage des Antistaphylolysines au Diagnostic des Ostéo-Arthrites Infectieuses. Rev Rhumatisme 40:19—26
186 Lennert K (1965) Pathologische Anatomie der Osteomyelitis. Verh Dtsch Orthop Ges 51:27—64
187 Levanon Y, Raettig H, Rossetini SMO (1968) Positive immunological reaction of gut cells from orally immunized animals demonstrated by passive cutaneous anaphylaxis. Experientia 24:600—601
188 Lexer E (1894) Zur experimentellen Erzeugung osteomyelitischer Herde. Langenbecks Arch Chir XLVIII:181—200
189 Lexer E (1896) Osteomyelitis-Experimente mit einem spontan beim Kaninchen vorkommenden Eitererreger. Arch Klin Chir 52:576—592
190 Lexer E (1897) Die Schleimhaut des Rachens als Eingangspforte pyogener Infectionen. Arch Klin Chir 54:736—755
191 Lexer E (1922) Die chirurgische Allgemeininfektion. Arch Klin Chir 121:315—325
192 Lexer E (1936) Pyogene Infektionen und ihre Behandlung. (Neue Deutsche Chirurgie, Bd 56) Enke, Stuttgart
193 Liechti R, Weber BG (1973) Beitrag zur Prophylaxe der operativen Infektioen. Unsere Erfahrungen nach vierjähriger Durchführung präventiver Impfung mit Staphylokokkenvaccine. Chirurg 44:269—272
194 Liess G, Wesirow G, Leyda H (1977) Röntgendiagnostik der chronischen Osteomyelitis. Zentralbl Chir 102:1291—1296
195 Lietz B, Raettig H (1967) Orale Immunisierung mit nichtvermehrungsfähigen Mikroorganismen oder ihren Antigenen. Zentralbl Bakteriol [Orig B] 204:543—554
196 Lindberg RB, Latta RL (1974) Phage typing of pseudomonas aeruginosa: clinical and epidemiologic considerations. J Infect Dis 130:33—42
197 Lindberg L, Lidgren L (1977) Bone and joint infections. Int Orthop 1:191—198
198 Lindemann K (1965) Klinische Probleme der Osteomyelitis. Verh Dtsch Orthop Ges 51:77—90
199 Linzenmeier G (1973) Die Bedeutung von Bacterium pyocyaneum (Ps. aeruginosa) aus bakteriologischer Sicht. Hefte Unfallheilk 114:123—127
200 Litonski B (1974) Mikrobielle Kontamination der OP-Raumluft auf dem Luftwege. Chirurg 45:538—545
201 Liu PV (1974) Extracellular toxins of pseudomonas aeruginosa. J Infect Dis 130: 94—99

202 Lob A (1975) Wiederherstellungschirurgie und Rehabilitation bei Spätfolgen nach Unfällen Bd. I. Enke, Stuttgart

203 Lob G, Ring J, Seifert J, Probst J, Brendel W (1975) Immunologische Reaktion bei Patienten mit chronischer posttraumatischer Osteomyelitis. Münch Med Wochenschr 117:417

204 Lob G (1975) Osteomyelitis. Fortschr Med 93:1775–1780

205 Lob G, Seifert J, Ring J, Thiel D van, Patzelt E, Stickl H, Probst J, Brendel W (1976) Eine zusätzliche immunologische Behandlung der chronischen posttraumatischen Osteomyelitis. Münch Med Wochenschr 118:314

206 Lob G, Seifert J, Ring J, Mühlbauer L, Brendel W, Probst J (1976) Veränderung des Kreislaufs bei Patienten mit chronischer posttraumatischer Osteomyelitis. Chir Aktuel 1:168–170

207 Lob G, Seifert J, Ring J, Thiel D van, Holzner A, Probst J, Brendel W (1977) Immunologische Reaktionen bei chronischer posttraumatischer Osteomyelitis. Zentralbl Chir 102:120

208 Lodenkömper H, Rühlcke U (1974) Über die in „vitro" Bedingungen für den Nachweis der Anaerobier. In: Plaue R (1974) (Hrsg) Die Behandlung der sekundär chron. Osteomyelitis (Bücherei des Orthopäden Bd 13, S 37–52). Enke, Stuttgart

209 Löhr R (1934) Die Behandlung der akuten und chronischen Osteomyelitis der Röhrenknochen mit dem Lebertrangips. Dtsch Chir 243:206–223

210 Lunsgaard-Hansen P (1968) Antibiotika in der Chirurgie. Huber, Bern Stuttgart

211 Magnus G (1913) Experimentelle Untersuchungen über eitrige Gelenkentzündungen. Habilitationsschrift, Berlin

212 Makai E (1922) Beeinflussung entzündlicher Prozesse durch subcutane Einspritzungen eigenen Eiters. Arch Klin Chir 121:33–40

213 Mancini G, Carbonara AO, Heremans JF (1965) Immunochemical quantitation of antigens by single radial immunodiffusion. Immunochemistry 2:235–254

214 Marget W (1976) Unbesiegte und „unbesiegbare" bakterielle Infektionen. Therapiewoche 26:7905

215 Martin B (1920) Über experimentelle Pseudarthrosenbildung und die Bedeutung von Periost und Mark. Arch Klin Chir 114:665–722

216 Marwik G, Schmudde R, Neumann-Schönwetter B, Raettig H (1968) Orale Immunisierung mit nichtvermehrungsfähigen Mikroorganismen oder ihren Antigenen. Zentralbl Bakteriol [Orig B] 208:26–37

217 Maske B (1941) Beitrag zur Impfstofftherapie bei osteomyelitischen Prozessen. Dtsch Militärarzt 6:650–652

218 Matusis ZE (1974) Laboratory methods of studies in the diagnosis and therapy of wound infection in traumatologic and orthopaedic patients. Ortop Travmatol Protez 34:41–43

219 Matusis ZE, Shumilkina EI, Zelenova EG, Boyarinova LV (1973) Some responses of immunity and allergy in patients with pseudarthroses of the leg and tigh, aggravated by staphylococcal osteomyelitis. Ortop Travmatol Protez 34:36–40

220 McClellan MA, Hummel RP, Alexander JW (1974) Opsonic activity in germfree and monocontaminated rat sera. Surg Forum 25:27–28

221 McGuire T, Gerarusak P, Hinthorn DR, Lui Ch (1977) Osteomyelitis caused by β-hemolytic streptococcus group B. JAMA 238:2054–2055

222 Meakins JL (1975) Host defence mechanisms: evaluation and roles of acquired defects and immunotherapy. Can J Surg 18:259–268

223 Meyers BR, Berson BL, Gilbert M, Hirschman S (1973) Clinical pattern of osteomyelitis due to gram-negative bacteria. Arch Intern Med 131:228–233

224 Mims CA (1976) The pathogenesis of infectious diseases. Acad Press, London, Grune & Stratton, New York

225 Mittelmeier H, (1970) Zur Entstehung und Bedeutung der exogenen Osteomyelitis auf Grund statistischer Auswertung von 404 Osteomyelitis Fällen. In: Hierholzer G, Rehn J (Hrsg) Die posttraumatische Osteomyelitis. Schattauer, Stuttgart New York, S 137

226 Montague FE, Vogel RA, Collins ME (1958) The treatment of chronic osteomyelitis with autogenous vaccines. Ann Surg 148:925–930
227 Mosley WH (1969) The role of immunity in cholera. A review of epidemiological and serological studies. Tex Rep Biol Med 27:227–241
228 Moylan JA, Balish E, Chan J (1974) Intraoperative bacterial transmission. Surg Forum 25:29–30
229 Mudd S (1970) Infectious agents and host reactions. Saunders, Philadelphia London Toronto
230 Mudd S, Gladstone GP, Lenhart NA (1965) The antigenicity in men of staphylococcal leucocidin toxoid, with notes on therapeutic immunization in chronic osteomyelitis. Br J Exp Pathol 46:455–472
231 Munoz J (1964) Effect of bacteria and bacterial products on antibody response. Adv Immunol 4:397–440
232 Neisser M, Wechsberger F (1901) Ueber das Staphylotoxin. Königl Preuss Inst Ex Therapie, Frankfurt:299–349
233 Nesterov AP (1977) Role played by nonspecific resistance of the organism in the pathogenesis of traumatic osteomyelitis. Stomatologia (Mosk) 56:39–41
234 Neter E, Milgrom F (1975) The immune system and infectious diseases. Karger, Basel
235 Nicolle Ch, Conseil E (1926) zit. n. Besredka (38) 93
236 Noesberger B (1974) Immunglobulin Therapie bei gramnegativer Sepsis nach Verbrennungen. Immunbiologische Information E.V. Behring. Gelbe Hefte 3:97–102
237 Norden CW (1970) Experimental osteomyelitis. I. A description of the model. J Infect Dis 122:410–417
238 Norden CW (1971) Experimental osteomyelitis. II. Therapeutic trials and measurement of antibiotic levels in bone. J Infect Dis 124:565–571
239 Norden CW (1973) Experimental osteomyelitis. III. Treatment with cephaloridine. J Infect Dis 127:525–528
240 Norden CW (1975) Experimental osteomyelitis. IV. Therapeutic trial with rifampicin alone and in combination with gentamycin, sisomycin and cephalothin. J Infect Dis 132:493–499
241 Panton PN, Valentine FCO (1932) Staphylococcal toxin. Lancet:506–508
242 Paul D, Beyer U, Beyer L (1971) Häufigkeit und Folgen von Infektionen bei der operativen Frakturenbehandlung. Zentralbl Chir 96:1305–1319
243 Pennington JE (1974) Preliminary investigations of pseudomonas aeruginosa vaccine in patients with leukemia and cystic fibrosis. J Infect Dis 130:159–166
244 Philipowicz I (1934) Konservative Behandlung der Osteomyelitis mit Vaccine. Arch Klin Chir 180:177–178
245 Philipowicz I (1935) Die blutige und unblutige Behandlung der akuten und chronischen Osteomyelitis. Ergeb Chir Orthop 28:364–418
246 Pike RM (1933) The depression of phagocytosis by products of staphylococci. J Immunol 26:69–81
247 Plaue R (1974) Die Behandlung der sekundär-chronischen Osteomyelitis. Enke, Stuttgart (Bücherei des Orthopäden, Bd 13)
249 Plaue R, Neff G (1973) Zur Infektrate orthopädisch-traumatologischer Operationen. Z Orthop 111:881–886
248 Plaue R, Hinz P (1970) Osteomyelitis: Erregerspectrum und Resistenzsituation. Arch Orthop Unfallchir 69:83–92
250 Popkirov SG (1968) Chirurgie der eitrig-septischen Erkrankungen. VEB Volk und Gesundheit, Berlin
251 Probst J (1970) Therapie der posttraumatischen Osteomyelitis. Schriftenreihe Unfallmed Tagg der Landesverbände der gewerbl BG, H 10, Murnau
252 Probst J (1977) Häufigkeit der Osteomyelitis nach Osteosynthesen. Chirurg 48:6–11
253 Pruitt BA (1974) Infections caused by pseudomonas species in patients with burns and in other surgical patients. J Infect Dis 130:8–13

254 Queneau P, Lejeune E, Bertoye A, Bouvier M, Bertrand J, Perrier J (1972) Intérêt du Dosage des Antistaphylolysines en Pathologie Ostéo-Articulaire. Lyon Méd 228:345–350

255 Raettig HJ (1962) Provokation einer Infektion durch Schutzimpfung. 8. Mitteilung: Vermeidung der Provokation durch lokale Anwendung des Antigens. Zentralbl Bakteriol [Orig B] 187:366–376

256 Raettig HJ (1964) Orale Immunisierung mit nichtvermehrungsfähigen Mikroorganismen oder ihren Antigenen. I. Mitteilung: Der Grundversuch zur Schutzimpfung der Maus gegen eine Enteritis-Infektion. Zentralbl Bakteriol [Orig B] 193:398–410

257 Raettig HJ (1965) Orale Immunisierung mit nichtvermehrungsfähigen Mikroorganismen oder ihren Antigenen. 2. Mitteilung: Experimente zur unspezifischen Schutzimpfung bei der Enteritis-Infektion der Maus. Zentralbl Bakteriol [Orig B] 197: 368–388

258 Raettig HJ (1967) Orale Immunisierung mit nichtvermehrungsfähigen Mikroorganismen oder ihren Antigenen. 3. Mitteilung: Dosierung und Impfrhythmus bei der spezifischen Impfung der Maus gegen Salmonellen-Enteritis. Zentralbl Bakteriol [Orig B] 203:478–491

259 Raettig HJ (1971) Die orale Impfung mit inaktivierten Mikroorganismen. Zehn Jahre Forschungsarbeit im Robert Koch-Institut. Bundesgesundheitsbl 14:141–147

260 Raettig HJ, Buse A (1967) Orale Immunisierung mit nichtvermehrungsfähigen Mikroorganismen oder ihren Antigenen. 4. Mitteilung: Serumantikörper der Maus nach spezifischer Impfung gegen Salmonellen-Enteritis. Zentralbl Bakteriol [Orig B] 204:221–231

261 Raettig HJ, Buse A (1970) Orale Immunisierung mit nichtvermehrungsfähigen Mikroorganismen oder ihren Antigenen. 10. Mitteilung: Serologische Primär- und Sekundärantwort nach oraler Impfung mit S. typhi murium-Vollantigen im vergleichenden Tierexperiment. Zentralbl Bakteriol [Orig B] 214:216–230

262 Raettig HJ, Ganze B (1971) Orale Immunisierung mit nichtvermehrungsfähigen Mikroorganismen oder ihren Antigenen. 14. Mitteilung: Aktive und passive Immunisierbarkeit von Babymäusen gegenüber einer S. typhi murium-Infektion. Zentralbl Bakteriol [Orig B] 218:310–319

263 Raff MJ, Melo JC (1978) Anaerobic osteomyelitis. Medicine (Baltimore) 57

264 Raju R, Jindrak K, Weiner M, Enquist IF (1977) A study of the critical bacterial inoculum to cause a stimulus to wound healing. Surg Gynecol Obstet 144:347–350

265 Ramon G, Richou R, Mercier P, Holstein G (1946) Dix années d'application de l'anatoxine staphylococcique à la thérapeutique des affections due au staphylococcique en médecine humaine et an médecine vétérinaire. Rev Immunol 10:71

266 Regamey RH, Hennessen W, Hulse EC, Perkins FJ (1976) International symposium on vaccination of men and animals by the non-parenteral route. Karger, Basel

267 Rehn J (1974) Die Behandlung der sekundär-chronischen Osteomyelitis Diagnostik. Enke, Stuttgart (Bücherei des Orthopäden, Bd 13)

268 Reploh H (1965) Die Osteomyelitis aus der Sicht des Bakteriologen. Verh Dtsch Orthop Ges 51:65–76

269 Ring J, Seifert J, Zinn K, Stickl H, Probst J, Brendel W (1976) Humorale und zelluläre Immunphänomene im klinischen Verlauf der chronischen posttraumatischen Osteomyelitis. Infection 4:61–120

270 Ring J, Seifert J, Probst J, Brendel W (1976) Chronische posttraumatische Osteomyelitis. 3. Immunologische Aspekte. Fortschr Med 94:211–214

271 Rittmann WW, Matter P (1977) Die offene Fraktur. Huber, Bern Stuttgart Wien

272 Rittmann WW, Perren SM (1974) Corticale Knochenheilung nach Osteosynthese und Infektion. Springer, Heidelberg Berlin

273 Rittmann WW, Pusterla C, Matter P (1969) Früh- und Spätinfektionen bei offenen Frakturen. Helv Chir Acta 36:537–540

274 Rodet A (1973) An experimental study on infectious osteomyelitis. Clin Orthop 96: 3–4

275 Rösener HJ (1970) Zur finanziellen Belastung des Unfallversicherungsträgers durch posttraumatische Osteomyelitiden. In: Hierholzer G, Rehn J (Hrsg) Die posttraumatische Osteomyelitis. Schattauer, Stuttgart New York S 205

276 Rosenbach F (1878) Beiträge zur Kenntnis der Osteomyelitis. Experimentelle klinische Studie über die Ätiologie der Osteomyelitis. Dtsch Z Chir 10:369–381

277 Rossetini SMO, Levanon Y, Raettig HJ (1968) Orale Immunisierung mit nichtvermehrungsfähigen Mikroorganismen oder ihren Antigenen 7. Mitteilung: Nachweis von Reaginen im Serum und in Dünndarmzellen oral geimpfter Laboratoriumstiere. Zentralbl Bakteriol [Orig] 208:16–26

278 Rudolph ADJ, Singleton EB, Rosenberg HS, Singer B, Phillips A (1965) Osseous manifestations of the congenital rubella syndroms. Am J Dis Child 110:428–433

279 Sadoff JC (1974) Cell-wall structures of pseudomonas aeruginosa with immunologic significance: a brief review. J Infect Dis 130:61–64

280 Savoini E (1971) Sulla cura della osteomyelite cronica. Chir Organi 60:547–569

281 Savoini E (1975) Moderne Richtungen in der Behandlung der chronischen Osteomyelitis (Knochemarkentzündung). Z Orthop 113:344–356

282 Scheibner H (1950) Die Behandlung der chronischen Osteomyelitis, insbesondere nach offenen Brüchen, mit dem Serum Antisepton I.H. Ganslmayer. Zentralbl Chir 75:169–177

283 Schick F (1941) Die Ausheilung der Osteomyelitis durch spezifischen Impfstoff. Dtsch Militaerarzt 6:640–650

284 Schlewinski E, Graben N, Funk J, Sahm E, Raettig HJ (1971) Orale Immunisierung mit nichtvermehrungsfähigen Mikroorganismen oder ihren Antigenen. 13. Mitteilung: Persorption und Sekretion von Mikroorganismen im Tierversuch. Zentralbl Bakteriol [Orig B] 218:93–104

285 Schmiedt-Plauen (1934) Ein Fall durch immunisiertes menschliches Serum geheilter Staphylokokkensepsis. Arch Klin Chir 180:106–107

286 Schürch O (1933) Zur Behandlung der Osteomyelitis mit Fliegenmaden. Beitr Klin Chir 158:613–622

287 Schulze W (1933) Über die Ursachen der Bakterienablagerung im Knochen. Arch Klin Chir 177:450–466

288 Schweiberer L (1971) Neuere Ergebnisse zur Knochenregeneration und ihre klinische Bedeutung. Langenbeck's Arch Klin Chir 329:986

289 Schweiberer L (1977) Verhütung und Behandlung von Infektionen nach Osteosynthesen. Chirurg 48:1–5

290 Schweiberer L, Lindemann M (1973) Infektion nach Marknagelung. Chirurg 44:542–548

291 Schweikert CH (1972) Die Asepsis in der Knochenchirurgie. Act Traumatologie 2:53–56

292 Schweikert CH (1973) Postoperative Knocheninfektionen nach Nagelungen und Fremdkörperimplantationen. Langenbeck's Arch Chir 334:515–520

293 Seifert J (1976) Enterale Resorption großmolekularer Proteine bei Tieren und Menschen. Suppl Z Ernährungswissenschaft 18

294 Shannon JG, Woolhouse FM, Eisinger PJ (1973) The treatment of chronic osteomyelitis by saucerization and immediate skin grafting. Clin Orthop 96:98–107

295 Silverstein AM (1974) The immunological modulation of infectious disease pathogenesis. Invest Ophtalmol 13:560–573

296 Soeder H, Willenberger H, Good H (1973) Pyocyaneusinfektion – Osteomyelitis. Z Unfallmed Berufskr 66:26–28

297 Spier W, Burri C (1977) Behandlungsmaßnahmen bei chronischen Knocheninfektionen. Chirurg 48:12–16

298 Spiess H (1966) Schutzimpfungen 2. Aufl. Thieme, Stuttgart

299 Spiess H (1976) Impfkompendium 2. Aufl. Thieme, Stuttgart

300 Stickl H (1977) Immunprophylaxe und Therapie bei Infektion und Sepsis. Med Lab (Stuttg)130:19–25

301 Stickl H (1977) Immunglobuline in Prophylaxe und Therapie. Fortschr Med 95:1929–1930

302 Stookey PF, Scarpellino LA, Weaver JB (1934) Immunology of osteomyelitis. Arch Surg 32:494–505

303 Stovicek Z, Radejova M, Beran J (1973) Osteomyelitis of newborns and its relation to immunoglobulins. Cesk Pediatr 28/7:368–370

304 Struppler V, Heinrich G (1942) Beobachtungen und Ergebnisse bei der Vaccinebehandlung der chronisch-eitrigen Osteomyelitis nach Schußbrüchen. Dtsch Militaerarzt 7:691–671

305 Stühmer G, Staphypan, persönliche Mitteilung

306 Süssbrich H (1934) Zur Behandlung der Staphylokokkensepsis und septischen Formen der Osteomyelitis mit hochwertigem antitoxischen Staphylokokkenserum. Arch Klin Chir 180:100–101

307 Taguchi K, Gordon J, MacLean LD (1974) Suppressed cell-mediated immunity due to a serum factor in bacterial sepsis. Surg Forum 25:35–36

308 Taylor AG, Plommet M (1973) Anti-gamma haemolysin as a diagnostic test in staphylococcal osteomyelitis. J Clin Pathol 26:409–412

309 Uecker W, Meves M, Raettig HJ (1968) Orale Immunisierung mit nichtvermehrungsfähigen Mikroorganismen oder ihren Antigenen. 6. Mitteilung: Tierversuche zur Resorption und Sekretion von radiomarkiertem, bakteriellem Antigen. Zentralbl Bakteriol [Orig B] 208:2–15

310 Uebelhör A (1971) Hat die Behandlung infizierter Knochen mit Sand noch eine Bedeutung? Med Welt 22:457–459

311 Velde H van de (1894) Etude sur le méchanisme de la virulence du staphylococce pyogène. Cellule 10:403–415

312 Verder E, Evans J (1961) A proposed antigenic schema for differentiation of strains of pseudomonas aeruginosa. J Infect Dis 109:183–193

313 Veselov AY, Trokhova VG, Degtyarev VE (1977) Relationship between the severity and the duration of the disease and the immunity indices in chronic osteomyelitis. Vestn Khir 119:100–102

314 Veys EM, Van Laere M (1973) Serum IgG, IgM and IgA levels in ankylosing spondylitis. Ann Rheum Des 32:(6) 493–496

315 Veys EM, Gabriel PA, Piret JR, Van der Jeught JD, Van Overscheidle JL, Mastelinck CM (1975) Humoral immunity in osteomyelitis and infectious arthritis. Acta Orthop Belgica 41:84–98

316 Viquerat C (1894) zitiert nach Canon (64) Z Hyg 18:3

317 Voelaender KO (1976) Praxis der Immunologie. Thieme, Stuttgart

318 Volkheimer G (1968) Das Phänomen der Persorption von Stärkekörnern. Die Stärke 20:117–126

319 Waldmann RH, Ganguly R (1975) Cell mediated immunity and the local immune system. In: Neter E, Milgrom F (eds) The immune system and infectious diseases. Karger, Basel 191

320 Waldvogel FA, Medoff G, Swartz M (1971) Osteomyelitis. Thomas, Springfield (Ill)

321 Wangensteen OH, Wangensteen SD, Klinger CF (1972) Surgical cleanliness, hospital salubrity, and surgical statistics, historically considered. Surgery 71:477–493

322 Weber BG, Blatter R, Stühmer K, Liechti R (1972) Prophylaxe der operativen Infektionen. Z Unfallmed Berufskr 65:42–46

323 Werner HJ, Lefévre H, Raettig HJ (1971) Biphasic occurrence of IgM-forming cells in the intestine after oral immunization. Nature 232:119–120

324 Willenegger H, Ledermann M (1970) Die operative Therapie der Infektion nach Osteosynthese. Hefte Unfallheilkd 102:41–52

325 Willenegger H, Roth W (1962) Die antibakterielle Spüldrainage als Behandlungsprinzip bei chirurgischen Infektionen. Dtsch Med Wochenschr 87:1485

326 Willenegger H, Müller J, Roth B (1977) Zur Behandlung der postoperativen Wundinfektion nach Osteosynthese. Zielsetzung und Bewährtes. Orthopaede 6:208–218

327 Williams RC, Dossett JH, Quie PG (1969) Comparative studies of immunoglobulin opsonins in osteomyelitis and other established infections. Immunology 17:249–265

328 Williams RJ (1976) Treatment of pseudomonas aeruginosa infections with pyocines. J Med Microbiol 9:153–161

329 Witt AN (1965) Die operative Behandlung der Osteomyelitis. Verh Dtsch Orthop Ges 51:200—218
330 Wolfsohn G (1924) Immunität, Immundiagnostik und aktive Immunisierung im Dienste der Chirurgie. Enke, Stuttgart (Neue Deutsche Chirurgie, Bd 31)
331 Wrede L (1907) Die Stauungsbehandlung acuter eitriger Infektionen. Arch Klin Chir 84:513—582
332 Yamaguchi H, Takeuchi H, Torikata C, Ashizawa M, Shiobara H, Ishii Y (1975) Experimental osteomyelitis induced by repeated administration of soluble immune complexes: consideration of the fundamental pathogenesis of osteomyelitis. Int Arch Allergy Appl Immunol 49:763—773
333 Young LS (1974) Role of antibody in infections due to pseudomonas aeruginosa. J Infect Dis 130:111—118
334 Young VM, Moody MR (1974) Serotyping of pseudomonas aeruginosa. J Infect Dis 130:47—52
335 Zhukova YV, Birznek IM (1975) Antistaphylococcal plasma in the complex therapy of osteomyelitis. Orthop Traumatol Protez: 31—34

Sachverzeichnis

Springer Orthopädie

Eine Auswahl

Die Frakturenbehandlung bei Kindern und Jugendlichen
Herausgeber: B. G. Weber, C. Brunner, F. Freuler. Unter Mitarbeit zahlreicher Fachwissenschaftler.
1978. 462 Abbildungen, 27 Tabellen. X, 414 Seiten
Gebunden
DM 278,–; approx. US $ 164.10
ISBN 3-540-08299-9

J. Freyschmidt
Knochenerkrankungen im Erwachsenenalter
Röntgenologische Diagnose und Differentialdiagnose
1980. 211 Abbildungen in 445 Einzelabbildungen, 26 Tabellen. Etwa 290 Seiten
Gebunden
DM 158,–; approx. US $ 93.30
ISBN 3-540-09813-5

H. R. Henche
Die Arthroskopie des Kniegelenks
Mit einem Geleitwort von E. Morscher
1978. 163 Abbildungen, davon 66 farbig, 1 Tabelle. X, 86 Seiten
Gebunden
DM 128,–; approx. US $ 75.60
ISBN 3-540-08380-4

R. Liechti
Die Arthrodese des Hüftgelenkes und ihre Problematik
Mit einem Geleitwort von M. E. Müller, B. G. Weber
1974. 266 Abbildungen.
XVIII, 270 Seiten
Gebunden
DM 148,–; approx. US $ 87.40
ISBN 3-540-06636-5
Vertriebsrechte für Japan:
Igaku Shoin Ltd., Tokyo

R. Schneider
Die intertrochantere Osteotomie bei Coxarthrose
1979. 31 Abbildungen, 3 Tabellen. X, 58 Seiten
Gebunden
DM 36,–; approx. US $ 21.30
ISBN 3-540-09568-3

Manual der Osteosynthese
AO-Technik. Von M. E. Müller, M. Allgöwer, R. Schneider, H. Willenegger. In Zusammenarbeit mit W. Bandi, A. Boitzy, R. Ganz, U. Heim, S. M. Perren, W. W. Rittmann, T. Rüedi, B. G. Weber, S. Weller
2., neubearbeitete und erweiterte Auflage. 1977. 345 zum Teil farbige Abbildungen, 2 Schablonen für präoperative Planung.
X, 409 Seiten
Gebunden
DM 236,–; approx. US $ 139.20
ISBN 3-540-08016-3

H. R. Mittelbach, S. Nusselt
Die verletzte Hand
Ein Vademecum für Praxis und Klinik
4., neubearbeitete Auflage. 1979. 215 Abbildungen in 354 Einzeldarstellungen von J. Mittelbach.
XVII, 277 Seiten
DM 32,–; approx. US $ 18.90
ISBN 3-540-09474-1

F. Pauwels
Atlas zur Biomechanik der gesunden und kranken Hüfte
Prinzipien, Technik und Resultate einer kausalen Therapie.
1973. 305 Abbildungen in 852 Einzeldarstellungen.
VIII, 276 Seiten
Gebunden
DM 390,–; approx. US $ 230.10
ISBN 3-540-06048-0
Vertriebsrechte für Japan:
Igaku Shoin Ltd., Tokyo

Die wissenschaftlichen Grundlagen des Gelenkersatzes
Herausgeber: S. A. V. Swanson, M. A. R. Freeman. Übersetzt aus dem Englischen: H. Krahl, H. Roesler
1979. 81 Abbildungen, 9 Tabellen. X, 206 Seiten
Gebunden
DM 98,–; approx. US $ 57.90
ISBN 3-540-09389-3

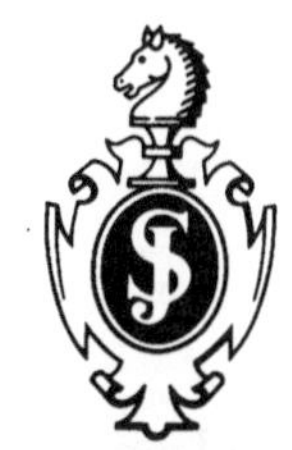

Springer-Verlag
Berlin
Heidelberg
New York

Antibiotica-Prophylaxe in der Traumatologie

Von D. Stolle, P. Naumann, K. Kremer, A. Loose

1980. 1 Abbildung, 7 Tabellen. Etwa 70 Seiten.
(Hefte zur Unfallheilkunde 143)
DM 23,–; approx. US $ 13.60
ISBN 3-540-09851-8

Inhaltsübersicht: Einführung. – Vorbemerkungen zur Fragestellung der Antibiotica-Prohphylaxe in der Traumatologie. – Spezielle Erfahrungen mit der Antibiotica-Prophylaxe: Bagatellverletzungen. Extremitätenverletzungen. Abdominalverletzungen. Thoraxverletzungen. Schädelverletzungen. Verletzungen ohne Zuordnung zu bestimmten Körperregionen. Gezielte Prophylaxe bei Verdacht auf Infektion mit Clostridien. – Wertende Schlußfolgerungen. – Literaturverzeichnis. – Sachverzeichnis.

Über 30 Jahre nach Einführung in die Therapie bakterieller Infektionen wird die prophylaktische Anwendung der Antibiotica vor allem in der Traumatologie unvermindert kontrovers und emotional diskutiert. In den wenigsten Fällen sind die Argumente für und wider eine Antibiotica-Prophylaxe jedoch naturwissenschaftlich sachlich und nachprüfbar begründet. In gemeinsamer Arbeit von Chirurgen und medizinischen Mikrobiologen wird in diesem Buch der Versuch unternommen, aus der ungeheuren Flut von Publikationen der letzten 20 Jahre einen Extrakt herauszufiltern, der Aufschluß geben kann über Sinn und Nutzen einer Infektionsprophylaxe mit Antibiotica in der Traumatologie.
Bei der kritischen Durchsicht der klinisch-kasuistischen Studien dieses Zeitraumes wurde vor allem auf zwei Dinge geachtet: Es mußten die Grundprinzipien der Statistik in den untersuchten Arbeiten eingehalten sein. Es durfte keine Interessenbindung an die Industrie eine unvoreingenommene Urteilfindung bei den jeweiligen Autoren beeinflußen.

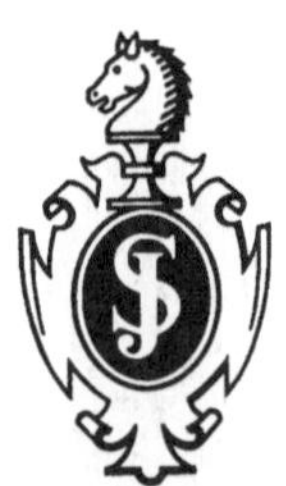

Springer-Verlag
Berlin
Heidelberg
New York